Leberfasten für Anfänger

Wie Sie mit der richtigen Ernährung Ihre Leber entgiften und der Fettleber-Falle entkommen.

Denise Funde

Inhaltsverzeichnis

Einleitung

Deutschland ist ein typisches Wohlstandsland, wo wirklich viel zu viel und vor allem auch nicht unbedingt sehr gesund gegessen wird. Kein Wunder also, wenn unsere Leber durch die ständigen Mengen von meist unnötigen Kohlenhydraten und Fett, total überfordert wird. Die Folgen davon sind leider in vielen Fällen nicht nur Übergewicht, sondern auch eine Fettleber. Von einer nicht alkoholischen Fettleber können allerdings auch schlanke Menschen betroffen sein, da sie vereinfacht ausgedrückt, innerlich verfetten können.

Leberfasten für Anfänger ist übrigens auch für Diabetiker wichtig, denn mit der Zeit wird dieses wichtige Organ für unseren Körper insulinresistent. Ein Hinweis auf diesen Faktor ist beispielsweise ein erhöhter Blutzucker schon im nüchternen Zustand. Muss dann auch noch mehr Zucker durch die Nahrungsaufnahme in Fett umgewandelt werden, dann ist es kein Wunder, wenn dies zu einem gefürchteten Teufelskreis führt.

Für den Stoffwechsel ist die Leber das wichtigste Organ, da sie beispielsweise für die Verwertung unserer Nahrung zuständig ist, für die Ausscheidung von Giftstoffen und auch für die Produktion von essentientellen Proteinen. Die Leber ist aber auch für den Blutzuckerspiegel verantwortlich, der durch das Glucagon und das Insulin gesteuert wird. Im Prinzip kann sie sogar, unabhängig von der Nahrungsaufnahme, den Blutzuckerspiegel konstant halten.

Vergleicht man die Leber mit anderen Organen, so hat sie im Verhältnis eine gute Regenerationsfähigkeit, weshalb typische Erkrankungen wie eine Fettleber beispielsweise, auch mit Lebertherapien oder mit Leberfasten geheilt, oder die Symptome zumindest deutlich gelindert werden können. Leberfasten ist deshalb auch für Anfänger eine sehr gute Basis, um den Organismus von Giftstoffen zu befreien und um langfristig auf eine gesündere Ernährung umzustellen.

Mit Leberfasten ist es sogar möglich, auf eine regelmäßige Medikamenteneinnahme bei Herzproblemen, hohem Blutdruck und auch auf Insulin zu verzichten. Aber auch wenn man nach dieser zeitlich begrenzten Lebertherapie seine alten Essgewohnheiten wieder aufnimmt, kann unser Organismus durchaus mit einem besseren Fettstoffwechsel und positiven Leberwerten profitieren. Leberfasten kann man auch einfach einmal ausprobieren, um sich hinterher wohler und vor allem viel gesünder zu fühlen.

Übrigens sind alleine in Deutschland bereits bis zu 30 % von einer nicht alkoholischen Fettleber betroffen, bei Diabetiker Typ2 sogar bis zu 90 %. Die Fettleber ist also eindeutig die häufigste chronische Krankheit in Bezug auf die Leber und in den USA mit die größte Ursache für Transplantationen. Eine Fettleber ist heimtückisch und in vielen Fällen bleibt sie leider auch noch dazu unentdeckt, da bei dieser Krankheit im Anfangsstadium keine spezifischen Beschwerden auftreten. Abgeschlagenheit oder Müdigkeit können auch andere Gründe als Leberbeschwerden haben. Die Auswirkungen werden unbehandelt mit der Zeit immer gravierender, da sich die durchschnittliche Lebenserwartung verkürzt und auch noch andere Krankheiten die Folgeerscheinung davon sein können. Das Leberfasten ist deshalb eine effektive und verhältnismäßig neue Behandlungsmethode im deutschsprachigen Raum, die allerdings mittlerweile immer mehr Anhänger aufgrund ihrer sehr guten Erfolge mit sich zieht.

1. Die Leber und ihre wichtigsten Aufgaben

Die Leber befindet sich größtenteils genau unter dem Zwerchfell auf der rechten Bauchseite und kann zwischen 1,5 und bis zu zwei Kilogramm wiegen. Sie ist für unseren gesamten Stoffwechsel das zentrale Organ, da sie für zahlreiche lebensnotwendige Funktionen zuständig ist. Die Leber spielt eine wichtige Rolle bei der Steuerung vom Glukosestoffwechsel, sowie auch bei dem Protein- und Fettstoffwechsel. Vom Blut im Darm wird beispielsweise Glukose aufgenommen und dann erst in kontrollierter Form an den restlichen Körper verteilt. Das für den Organismus überflüssige Glykogen wird gespeichert und zu Glukose verwandelt, wenn der Körper einen Energiebedarf benötigt. Der Blutzuckerspiegel wird zwar durch das Peptidhormon Glukagon und dem Insulin gesteuert, aber er wird von der Leber, auch unabhängig von der Nahrung, gesteuert. Er kann also durchaus konstant gehalten werden, wenn die Leber nicht unnötig belastet oder beschädigt ist. In der Leber ist das Insulin für die Zuckerumwandlung in Glykogen zuständig, wobei der Fettabbau gehemmt wird. Glukagon hingegen regt im Vergleich zum Insulin die Leber zum Abbau vom Glykogen an.

Desweiteren unterstützt die Leber das Immunsystem, speichert Eisen, Vitamine, Fett und Kohlenhydrate und ist für die Herstellung von Gallensäuren und Cholesterin verantwortlich. Aber auch bei der Entgiftung von Schadstoffen spielt die Leber eine große Rolle, sowie bei der Blutbildung vom Fötus. Für unseren Körper ist die Leber das wichtigste Organ für die Entgiftung, da sie zwischen dem Darm und dem Körperkreislauf als Filter funktioniert. Die durch die Nahrung oder Medikamente aufgenommenen Giftstoffe werden also erst einmal in der Leber aufgehalten und in den entsprechenden Leberzellen zu unschädlichen Stoffen verarbeitet. Durch diesen effizienten Entgiftungsprozess können also die Schadstoffe und natürlich auch

Krankheitserreger mit dem Urin wieder ausgeschieden werden. Es werden aber nicht nur Giftstoffe in der Leber gefiltert, sondern auch Bakterien die sich im Blut befinden, defekte oder alte Zellen, sowie auch Hormone.

Schadstoffe die wasserunlöslich sind, werden von der Leber über die Gallenflüssigkeit in den Darm direkt abgegeben. Die wasserlöslichen Schadstoffe werden durch den Blutstrom an die Nieren weitergeleitet, wo sie über den Urin ausgeschieden werden, was beispielsweise auch bei den meisten Medikamenten der Fall ist. Übrigens ist das P450 Cytochrom ein sehr wichtiges Enzym für die Entsorgung von Giftstoffen im Körper. Allerdings ist dieses Eiweiß in unterschiedlichen Varianten vorhanden und ist auch mit der Grund, warum manche Menschen Schadstoffe langsamer oder schneller abbauen können. Durch die Leber werden täglich rund 2.000 Liter Blut gepumpt, was in etwa pro Minute 1,5 Liter ausmacht. Damit wird mehr als deutlich, weshalb es sich um eines der wichtigsten körperlichen Organe im menschlichen Körper handelt.

Ansonsten hat die Leber allerdings auch eine wirklich hervorragende Fähigkeit, sich wieder zu regenerieren. Operativ entfernte Teile der Leber können durchaus wieder nachwachsen, weshalb bei Lebertransplantationen meistens auch nur 50 % von diesem Organ verpflanzt wird. Beim Empfänger und auch beim Spender wächst sie schon nach wenigen Tagen wieder nach und kann nach zwei Monaten bereits wieder ihre volle Größe erreichen. Allerdings wird diese Form von Lebertransplantation nur an speziellen Kliniken ausgeführt, da in den meisten Fällen auf bereits verstorbene Spender zurückgegriffen wird.

Die Reparatur der geschädigten Zellen in der Leber kann allerdings nur dann stattfinden, wenn dieses Organ leistungsfähig und gesund ist. Große Belastungen der Leber sind außer Alkohol, Medikamente oder Drogen, auch Nikotin und eine falsche Ernährung. Es ist klar, dass alle diese Faktoren irgendwann zu einer Überbelastung führen können, abgesehen von Schwermetallen die sich im Trinkwasser befinden, die immer mehr zunehmenden Umweltschadstoffe und auch die vorhandenen Pestizide in vielen Nahrungsmitteln. Können die Schadstoffe dann nicht mehr von der überbelasteten Leber gefiltert werden, dann gehen all diese Giftstoffe wieder in den Blutkreislauf zurück, wo sie im ganzen Körper für große Schäden sorgen.

2. Die Fettleber, eines der häufigsten Leberprobleme

Bei der Leber handelt es sich also um ein sehr widerstandsfähiges Organ. Ist sie noch nicht zu stark beschädigt, lassen sich sehr viele Schäden wieder reparieren. Schon diese Aussage alleine sollte dazu führen, Leberfasten für Anfänger doch einmal auszuprobieren. Je eher man damit anfängt, desto mehr trägt man zu einer besseren Gesundheit bei, denn zu spät erkannte Leberschäden können leider nicht immer rückgängig gemacht werden.

Lebererkrankungen werden in der Regel durch Blutuntersuchungen festgestellt, allerdings geben auch nicht alle Untersuchungen einen direkten Hinweis auf eine Fettleber. Zu den typischen Merkmalen zählen vorwiegend Müdigkeit, Leistungsabfall und Schmerzen unter dem Rippenbogen auf der rechten Seite. Auch Krämpfe im Oberbauch, verstärkter Juckreiz, Übelkeit und Erbrechen können ein Anzeichen für Erkrankungen der Leber sein.

Zu den häufigsten Leberproblemen zählt mit Abstand die Fettleber. Dabei unterscheidet man zwischen der nicht alkoholischen Fettleber, in der Kurzform nur NAFLD genannt und der alkoholischen Fettleber, AFLD. Eine einfache Fettleber kann viele Jahre symptomlos und unbemerkt verlaufen. Man geht davon aus, dass rund 25 % der westlichen Bevölkerung unter diesem Krankheitsbild leidet. Wird die Fettleber nicht behandelt, dann kann dies bei ca. 10 % zu einer Leberzirrhose führen, also zum Endstadium bei chronischen Leberproblemen. In diesem Fall ist die Durchblutung durch übermäßiges Bindegewebe gestört. Die Ursache ist allerdings eher auf Gifte oder Viren zurückzuführen, die zum Absterben der Leberzellen beitragen.

Eine Fettleber, lässt sich durch Leberfasten für Anfänger oder natürlich auch von Anhängern dieser Therapie, in den meisten Fällen noch rechtzeitig heilen. Es ist klar, dass die gewünschten Resultate in erster Linie vom aktuellen Krankheitsbild der Leber abhängig sind. Aufgrund der ausgezeichneten Regenerationsfähigkeit, sollte man deshalb die Behandlung nicht lange verzögern.

Eine typische Fettleber kann verschiedene Ursachen haben. In den meisten Fällen handelt es sich dabei um eine Wohlstandserkrankung, da in den Leberzellen der Fettgehalt sehr erhöht ist. Die Leber wird dadurch nicht nur größer, sondern sie wird schwerer und hat eine gelbe fettähnliche Farbe. Grund dafür kann eine viel zu hohe kalorienreiche Ernährung sein, Stoffwechselstörungen wie beispielsweise Diabetes Typ2 und auch mangelnde Bewegung. Aber auch das metabolische Syndrom kann gegebenenfalls in der Leber zu der Einlagerung von Fett führen. Es ist klar, dass bei einer alkoholbedingten Fettleber die Ursache vorwiegend auf einen viel zu starken Alkoholkonsum zurückzuführen ist.

In der Leber sind keine Nerven vorhanden, es gibt in diesem Organ also auch keine Schmerzrezeptoren. Die möglichen Beschwerden und Symptome bei einer Fettleber sind deshalb eher auf die eingeschränkten Funktionen zurückzuführen. Hierzu zählen beispielsweise ein unangenehmes Völlegefühl und ein Druck in der Lebergegend, Blähungen und auch Beschwerden, wenn man auf der rechten Seite liegt. Ansonsten zählen auch die geistige und körperliche Leistungsminderung, die Antriebsarmut und die ständige Müdigkeit mit zu den möglichen Symptomen bei einer Fettleber. Übrigens haben rund 30 % der stark übergewichtigen Kinder bereits eine Fettleber, also ein wichtiger Grund mehr, sich wirklich rechtzeitig mit Leberfasten für Anfänger zu beschäftigen. Eine nicht behandelte Fettleber kann das Risiko für Bluthochdruck erhöhen, für Diabetes Typ2, Nierenerkrankungen und Fettstoffwechselstörungen. Auch Leberkrebs kann eine Folgeerscheinung von einer unbehandelten Fettleber sein.

Obwohl die Leber zwar kleine Mengen an Fett speichern kann, ist sie für größere Mengen an Fettspeicherung nicht geschaffen. Vor allem beim Schlafen erfolgt die Zuckerabgabe in der Leber ziemlich genau durch das Insulin. Allerdings kann das Insulin nicht mehr richtig reguliert werden, wenn die Leber immer mehr verfettet. Sie wird also insulinresistent und die Zuckerabgabe erfolgt deshalb auch sehr unkontrolliert. Ist morgens Ihr Nüchternblutzucker schon deutlich erhöht, dann sollten Sie mit dem Leberfasten bitte nicht mehr länger warten, da es eine wirklich komplizierte Verkettung auslösen kann. Wenn schon früh am Morgen der Blutzucker hoch ist, wie sieht es dann erst später nach dem Frühstück oder am Tagesende aus?

Ansonsten verfettet übrigens nicht nur die Leber, sondern auch die Bauchhöhle und die anderen Organe. Je praller oder dicker der aufgeblähte Bauch, desto höher ist auch das Risiko, an einer Fettleber oder an Diabetes Typ2 zu leiden. Desweiteren führt eine Fettleber zur Verfettung der Bauchspeicheldrüse, Herz und Nieren und sogar zur Fetteinlagerung in den Knochen. Ansonsten tragen diese Folgeerscheinungen zu einem höheren Risiko von Herz- und Schlaganfällen bei, da das Blut durch eine verfettete Leber auch viel leichter verklumpen kann. Eine Fettleber führt also langfristig zu einer innerlichen, sowie auch zu einer äußerlichen Verfettung.

Diese Leberkrankheit kann allerdings auch bei chronischer Mangelernährung oder bei Unterernährung der Fall sein. Eine vergrößerte Leber lässt sich in der Regel durch das Ertasten der Bauchdecke feststellen. Die genauere Diagnostik erfolgt dann durch ermittelte Laborwerte und auch durch Ultraschall. Die Analyse im Labor gibt verhältnismäßig gute Auskunft über erhöhte Leber- und Entzündungswerte. Eine Vergrößerung der Leber und genauere Einzelheiten lassen sich durch Ultraschall feststellen. Ansonsten gibt eine Biopsie die genauesten Informationen über verändertes Lebergewebe. Die Leberbiopsie erfolgt übrigens unter örtlicher Betäubung, wobei mit einer Hohlnadel vom Arzt eine Gewebeprobe für die Untersuchung im Labor entnommen wird. Dadurch lässt sich dann definitiv feststellen, wie weit die Leberverfettung bereits fortgeschritten ist, oder ob es sich gegebenenfalls um eine Fettleber Hepatitis handelt.

Bei einer gelblichen Verfärbung der Haut und der Augen ist übrigens sofort ein Arzt aufzusuchen, da Verdacht auf Gelbsucht besteht! Ansonsten stellt der Arzt bei Leberproblemen in der Regel auch sehr viele persönliche Fragen wie beispielsweise über den Konsum von Alkohol oder Drogen, wenn es um richtige Diagnose geht. Es liegt auf der Hand, dass man diese Fragen auch unbedingt wahrheitsgemäß beantworten sollte, da die eigene Gesundheit von den Antworten abhängig ist.

Andere Leberkrankheiten sind auch noch die Gallengangsveränderungen wie beispielsweise das Alagille- oder Byler-Syndrom, Lebermetastasen und Leberzellkarzinome, die hepatische Enzephalopathie, die Zystenleber, Abszesse in der Leber, sowie auch die Stauungsleber. Dabei handelt es sich um eine durch Blutstauung hervorgerufene Leberzirrhose, die in den meisten Fällen zu Herzinsuffizienz führt.

Die Leberregeneration ist deshalb ein sehr wichtiges Thema, was für die meisten Menschen leider erst dann interessant wird, wenn man selbst von Leberproblemen betroffen ist. Man muss sich allerdings unbedingt jetzt schon bewusst sein, dass auch die beste Ernährung nicht viel nützt, wenn man beispielsweise auf eine regelmäßige Medikamenteneinnahme angewiesen ist oder auch wenn wir täglich schädliche Gifte durch die Luft einatmen müssen. Es ist deshalb sehr sinnvoll, schon frühzeitig Maßnahmen zu ergreifen, um unsere Leber zu entlasten und sie effizient bei ihren zahlreichen Aufgaben und Funktionen zu unterstützen.

3. Hilfe, ich habe eine Fettleber – und was nun?

Besteht Verdacht an einer Fettleber zu leiden, dann wird es aber wirklich höchste Zeit, sich mit dem Leberfasten für Anfänger zu beschäftigen. Wer will, kann sich natürlich auch vom Arzt erst einmal die entsprechende Bestätigung einholen, aber wer möchte ehrlich gesagt schon unbedingt gerne eine Leberbiopsie vornehmen lassen? Wer sich die oben aufgeführten Beschreibungen und Symptome durchliest, hat sicherlich schon mehrere Übereinstimmigkeiten feststellen können, oder etwa nicht? Auch sollte noch erwähnt werden, dass der Altersprozess und auch die Wechseljahre deutlich zu erhöhten Leberwerten beitragen können, also ein weiterer Grund mehr, sich für geeignete Therapien bei Leberproblemen zu entscheiden.

Ansonsten lässt sich eine Fettleber übrigens auch durch den FLI feststellen, den sogenannten Fatty Liver Index, der von italienischen Wissenschaftlern entwickelt wurde. Errechnet wird der FLI durch den Body-Mass-Index (BMI), dem Umfang der Taille, sowie auch aus den Werten vom GGT und den Triglyceriden, also aus den Laborwerten. Liegt der errechnete FLI Wert bei über 60, dann ist höchstwahrscheinlich auch eine Leberverfettung der Fall. Die mittels der Blutprobe bestimmten Leberwerte alleine sind übrigens nicht unbedingt ein eindeutiger Hinweis auf eine Leberkrankheit, da sie in Hinsicht auf die Fettleber keine genaue Auskunft geben. Der beste Beweis hierzu ist immer noch die Leberbiopsie, die allerdings nur bei einem wirklich begründetem Verdacht vorgenommen wird, da sie wie andere ähnliche Eingriffe auch, mit einem Risiko verbunden sind. Was die Untersuchung mit Ultraschall angeht, so ist diese zwar risikolos, aber eine Fettleber ist in der Regel erst dann erkennbar, wenn sie einen eindeutig hohen Fettgehalt aufweist, der nur für ein wirklich gut geübtes Auge sichtbar ist.

Im Prinzip spielt es ja sowieso keine große Rolle, mit welchen Methoden man eine Fettleber feststellen lässt, denn die optimale und effiziente Behandlung bei Krankheiten ist auf jeden Fall viel wichtiger. Bei einer Fettleber gibt es keine Heilung durch Arzneimittel, da die meisten Medikamente ja sowieso die Leber nur unnötig belasten oder zu weiteren und gravierenderen Leberproblemen führen können. Die Medizin empfiehlt bei Fettleber eine richtige Ernährung auf die wir später noch konkreter eingehen, sowie auch viel mehr Bewegung. Erstaunlicherweise kann die Insulinresistenz durch Muskelbewegungen verbessert werden. Obwohl es in dieser Hinsicht noch keine eindeutig offiziellen Empfehlungen für die Bewegungsformen oder Sportarten gibt, steht auf jeden Fall schon fest, dass vor allem das Muskeltraining einen Einfluss auf die Insulinresistenz hat, da die Muskeln dabei in der Lage sind, wieder mehr überflüssigen Zucker vom Blut aufzunehmen, wodurch auch eine geringere Fettumwandlung der Fall ist. Allerdings setzt dieser Vorgang auch ein regelmäßiges Training voraus. Obwohl körperliche Aktivitäten bei einer Fettleber im Prinzip sehr positiv sind, nützt der Sport ohne einer geeigneten Ernährung ehrlich gesagt nicht sehr viel.

Wer bis zu diesem Zeitpunkt noch keinen Sport betreibt, sollte erst einmal langsam damit anfangen und sich natürlich auch nicht sofort für ein intensives Workout beim Krafttraining entscheiden. Ideal sind beispielsweise Aktivitäten wie Schwimmen, Spazierengehen oder selbstverständlich auch das Fahrradfahren. Auch ist es lohnenswert öfters einmal auf den Lift zu verzichten und dafür mehr Treppen zu steigen. Vielleicht kann man ja beim Einkauf auch auf das Auto verzichten und dafür zu Fuß gehen. Schon nach kurzer Zeit werden Sie dadurch feststellen können, dass Ihr Organismus für weitere Belastungen bereit ist. Diese Methode ist nicht nur für die Fettleber optimal, denn wer als Anfänger schon mit einem intensiven Ausdauertraining anfängt, macht sich nur unnötig kaputt und verliert in der Regel auch sehr schnell die Lust zum Weitermachen. Das jeweilige Pensum an körperlichen Aktivitäten muss nach dem persönlichen

11

Befinden angepasst werden, auch dann, wenn man Leberfasten für Anfänger ausprobiert und auf den gewohnten Sport nicht verzichten möchte.

Das beste Mittel gegen eine Fettleber ist eine drastische Einschränkung der Kalorien, allerdings nur über einen kurzfristigen Zeitraum. In dieser Zeit muss die Leber auf ihre eigenen Reserven zurückkommen, weshalb nach und nach das vorhandene Leberfett verbrannt wird. In der Regel wird dabei auch eine Besserung der Blutzuckerwerte festgestellt und später auch ein allgemeiner Fettabbau bei den anderen davon betroffenen Organen, sowie natürlich auch am vorhandenen Körperspeck. Allerdings sollte die richtige Ernährungsumstellung zusammen mit Experten stattfinden, um nicht unnötig erst einmal alle Arten von Diäten erfolglos auszuprobieren. Um die Leber mit einer geeigneten Ernährung zu entlasten und zu heilen ist es notwendig, die Nährwerte der unterschiedlichen Lebensmittelgruppen zu kennen. Bei einer geringen Energiezufuhr durch die Nahrung besteht das Risiko von Vitaminmangel und dem Mangel an den lebensnotwendigen Mineralstoffen. Eine gesunde Ernährung sollte sich aus wenigen Kohlenhydraten, ausreichend hochwertigen Eiweiß und aus guten Fetten zusammensetzen, die beim Leberfasten noch mit leberaktiven Ballaststoffen ergänzt wird.

Die Leber lässt sich entlasten, indem Sie Fertiggerichte und den Alkoholkonsum vermeiden, auf Nikotin und Drogen verzichten, sowie bei der Auswahl der Lebensmittel beim Einkauf auf Bio-Qualität achten. Auch sollte frisches Obst und Gemüse unbedingt wirklich gründlich vor dem Konsum gereinigt werden. Reines Wasser kann ebenfalls gut dazu beitragen, die Leber besser zu entlasten. Wer sich keinen speziellen Wasserfilter leisten möchte, kann das Leitungswasser natürlich auch vor dem Trinken abkochen. Viel Wasser trinken ist wichtig, damit die giftigen Substanzen besser über die Nieren ausgeschieden werden, die empfohlene Einnahme liegt bei ca. 1,5 Liter täglich. Selbstverständlich sind diese leberentlastende Tipps nicht mit Leberfasten zu vergleichen, aber sie tragen auf jeden Fall deutlich dazu bei, dass die

Leber nicht noch um ein weiteres unnötig belastet wird. Ansonsten sind übrigens auch kleine Mahlzeiten empfehlenswert, die man gründlich kauen sollte.

Eine unbehandelte Lebererkrankung kann gegebenenfalls in einer Leberzirrhose ausarten, es muss sich dabei auch nicht unbedingt um eine durch Alkohol geschädigte Leber handeln. Je früher Leberprobleme behandelt werden, desto größer sind auch die Chancen, dass sie sich wieder regenerieren kann. Dies ist von den übrig gebliebenen gesunden Leberanteilen abhängig. Man sollte also Leberfasten für Anfänger nicht zu lange hinausschieben, denn dieses für den Körper sehr wichtige Organ scheidet nicht nur die schädlichen Giftstoffe aus unserem Blut, sondern es werden auch essentielle Nährstoffe herausgelöst, die für den Körper lebensnotwendig sind. Auch werden durch die Leber Blutgerinnungsfaktoren gebildet, die dann an den Organismus weitergegeben werden. Es liegt also wirklich auf der Hand, dass sich unsere strapazierte Leber sicherlich über einen gesünderen Lebensstil und einer Unterstützung in Form von Leberfasten freuen wird, oder glauben Sie das etwa nicht?

4. Was genau ist Leberfasten?

Mit Leberfasten für Anfänger lässt sich das vorhandene Fett in der Leber abbauen und die Werte der anderen Krankheiten oder Nebenerscheinungen zusätzlich noch verbessern. Dies bedeutet, dass bei Leberfasten sich nicht nur die Blutfettwerte ins Positive wandeln, sondern auch die Blutzuckerwerte. Auch ein erhöhter Blutdruck wird durch Leberfasten gesunken. Ansonsten ist Leberfasten auch empfehlenswert bei Übergewicht und Adipositas, bei Diabetes Typ2, bei Gicht und auch bei rheumatischen Erkrankungen. Leberfasten bedeutet übrigens nicht, dass man dabei hungern muss, da es sich dabei eher um eine Ernährungsweise handelt, bei der die Leber im Mittelpunkt steht. Aber was genau ist denn überhaupt das Leberfasten?

Im Prinzip ist Leberfasten eigentlich eine Low Carb Diät, also eine Ernährungsweise, bei denen nur geringe Mengen von gesunden Kohlenhydraten erlaubt sind. Leberfasten wird in medizinischen Instituten angeboten, in speziellen Leberfasten Zentren oder auch in Kursen mit Ernährungsexperten. Es ist empfehlenswert, mit dem Hausarzt vor dem Leberfasten gegebenenfalls Rücksprache zu halten, vor allem dann, wenn gesundheitliche Probleme vorliegen. Leberfasten ist also ein besonderes Programm, bei dem es vorwiegend um die Entschlackung und um die Entgiftung der in der Leber enthaltenen Schadstoffe geht. Je nach Fastenprogramm dauert dieser Prozess 14 Tage, um effizient gegen die Fettleber vorzugehen. In der Regel ernährt man sich vorwiegend von Gemüse und Rohkost, sowie auch von speziellen Präparaten zum Leberfasten, damit es bei dieser Ernährungsform zu keinen Mangelerscheinungen kommt.

Die mit dem Leberfasten erzielten Erfolge können durchaus gehalten werden. Allerdings hängen die Resultate selbstverständlich auch davon ab, inwiefern man sich auch weiterhin ernährt. Es ist empfehlenswert, nach dem Leberfasten für Anfänger dann hinterher sogenannte

Auffrischungskuren zu machen, oder auch die angebotenen Reduktionsphasen, Stabilisierungsphasen und Erhaltungsphasen auszunützen. Natürlich kann man als Anfänger auch nur einen wöchentlichen Fastentag einlegen. Nur dadurch lassen sich die Erfolge auch wirklich langfristig stabilisieren und die Leber auch auf Dauer entlasten. Erfunden wurde das Leberfasten übrigens von Dr. Nicolai Worm, einem in München geborenem Ernährungswissenschaftler und Ökotrophologen, der nicht nur für seine informativen Ernährungsbücher bekannt ist, sondern auch durch die von ihm propagierte Logi-Methode. Dabei handelt es sich um eine Low Carb Ernährung, bei der der glykämische Index eine wichtige Rolle spielt. Der glykämische Index, in der Kurzform nur GI genannt, ist ein bestimmtes Maß mit dem die Wirkung von einem kohlenhydrathaltigen Lebensmittel auf den Blutzuckerspiegel gemessen wird. Ähnliche Ernährungsformen sind die Glyx Diät oder auch die Montignac-Methode. Der glykämische Index ist allerdings nicht bei allen Menschen gleich, weshalb diese Methoden auch ziemlich umstritten sind. Entwickelt wurde die Logi-Methode übrigens ursprünglich für übergewichtige Kinder und Jugendliche.

Leberfasten ist ideal bei einer nicht alkoholischen Fettleber, bei Diabetes Typ2, bei hohem Übergewicht, bei dem metabolischem Syndrom, sowie auch dann, wenn die meisten Diäten zum Abnehmen überhaupt keine positiven Resultate zeigten. Beim Leberfasten findet eine bessere Fettverbrennung statt, weshalb natürlich auch das vorhandene Leberfett sehr schnell abgebaut wird. Desweiteren wirkt sich diese Kur auch auf einen niedrigeren Blutdruck und Cholesterinspiegel aus. Wird das Leberfasten mit einem Arzt zusammen ausgeführt, dann ist es durchaus möglich, dass daraufhin der aktuelle Medikamentenbedarf reduziert werden kann.

Leberfasten hat unterschiedliche Preise, die in der Regel von der individuellen Betreuung abhängig sind, sowie auch von den unterstützenden regelmäßigen Messungen. Allerdings kann man Leberfasten mit etwas Grundkenntnissen im Prinzip auch alleine machen. Beim Leberfasten von Dr. Worm geht es um eine leberentlastende Ernäh rung, die fast keine Kohlenhydrate enthält. Stattdessen steht gesundes Eiweiß, sowie natürlich auch sehr viel Gemüse mit auf dem täglichen Speiseplan. Zusätzlich zu diesem bekannten Ernährungsprogramm werden beim Leberfasten für Anfänger auch noch medizinische Protein-Shakes angeboten, die unter dem Namen Hepafast bekannt sind und einen wichtigen Bestandteil von dieser Fastenkur ausmachen.

Eine Änderung vom gegebenem Lebensstil ist oft die einzige Möglichkeit, die Leber wieder zu regenerieren. Es handelt sich dabei um eine Therapie, bei der keine Medikamente notwendig sind und auch keine unerwünschten Nebenwirkungen auftauchen. Gegebenenfalls kann es allerdings in den ersten Tagen zu leichten Kopfschmerzen oder zu einem Gefühl von Unwohlsein führen. Es handelt sich dabei aber um eine eher „normale" Reaktion auf die Ernährungsumstellung, was bei den meisten Diäten auch der Fall ist, wenn dem Körper weniger Kohlenhydrate zugeführt werden, als er gewohnt ist.

Leberfasten kann im Prinzip natürlich auch mit der sogenannten Leberreinigung verglichen werden. Es gibt zahlreiche Nahrungsmittel, die uns dabei wirklich effizient unterstützen können. Die besten Lebensmittel um die Leber zu reinigen, sind beispielsweise Avocados und Äpfel, grünes Blattgemüse, Brokkoli, Blumenkohl, Knoblauch, Karotten, Rote Beete, Vollkorn, Zitrusfrüchte und auch der grüne Tee. Allerdings bedeutet das jetzt nicht, dass sich durch den Konsum von diesen Nahrungsmitteln der gleiche Effekt einstellt, wie beim Leberfasten. Es ist empfehlenswert, wenn möglich ständig auf diese Lebensmittel zu achten und nicht nur dann, wenn wir gesundheitliche Probleme haben. Auch Bitterstoffe haben eine sehr gute entgiftende Wirkung. Dabei handelt es sich um pflanzliche Lebensmittel wie beispielsweise Artischocken, Chicorée, Rosenkohl und Radicchio, sowie auch um Löwenzahn und Endiviensalat. Bitterstoffe kurbeln die Gallenproduktion an und senken die hohen Blutfettwerte.

Leberwickel haben übrigens ebenfalls eine gute Wirkung, besonders dann, wenn man viel zu reichlich und zu fett gegessen hat. Anstatt einem typischen Schnaps zur Verdauung kann man ein Handtuch in warmes Salzwasser tauchen und es ausgewrungen auf die Leber legen. Durch diesen Leberwickel wird dieses Organ besser durchblutet, die Wirkung verstärkt sich, wenn man zusätzlich noch eine Wärmflasche auf das Handtuch packt. Es gibt zahlreiche Tipps und Tricks, wie man einer strapazierten Leber helfen kann, allerdings ist Leberfasten eine der besten und effizientesten Optionen.

Die Leber ist für rund 500 lebenswichtige Funktionen in unserem Körper verantwortlich. Sie entsorgt sozusagen die verunreinigte Luft die wir täglich einatmen müssen, das Nikotin, den getrunkenen Alkohol, die falsche Ernährung und natürlich auch die eingenommenen Medikamente, die vor allem auf die Leber eine schädliche Auswirkung haben. Auch unzureichendes Trinken wirkt sich negativ auf die Leberfunktionen aus. Der Entgiftungsprozess ist deshalb eine der wichtigsten Aufgaben der Leber, da sie die schädlichen Giftstoffe erst einmal entgiften oder in ausscheidbare Substanzen umwandeln muss. Die Gallenbildung zählt übrigens mit zu den wichtigsten Aufgaben, da täglich ein Liter Galle von der Leber gebildet wird. Die Galle funktioniert in diesem Fall als ein Transportmittel, was die Schadstoffbeseitigung im Körper angeht. Arbeitet die Leber nicht mehr richtig, dann können auch die Toxine nicht mehr ausgeschieden werden.

Leberfasten ist deshalb auch für die Gallenblase notwendig, um die toxischen Substanzen aus dem Körper zu beseitigen. Dazu zählen übrigens auch die Steine in der Gallenblase. Der Verzehr von frischem Gemüse und Obst ist notwendig, da diese Nahrungsmittel nicht nur Vitamine enthalten, sondern auch Ballaststoffe und Mineralien. Auch das in diesen Nahrungsmitteln enthaltene Wasser trägt zur Reinigung der Leber bei. Die Giftstoffe werden verdünnt und mit den vorhandenen Ballaststoffen viel besser ausgeschieden. Für eine effiziente Entgiftung der Leber ist man auf Vitamin C, B2 (Riboflavin), Vitamin B3 (Niazin), Magnesium, Kupfer und Eisen angewiesen. Dies ist auch der Grund, warum die meisten Programme für Leberfasten noch zusätzliche Nahrungsergänzungsmittel anbieten, damit es bei den Fastenkuren zu keinen Mangelerscheinungen kommt.

Wer also keine Kenntnisse über die Nährstoffe der Lebensmittel hat, sollte sich lieber für die Option Leberfasten für Anfänger entscheiden. Übrigens spielen auch die Aminosäuren eine bedeutende Rolle bei der Leberentgiftung, vor allem Glutamin ist ideal, um die Schleimhäute, die sich im Magen- und Darm-Trakt befinden, aufrechtzuhalten. Empfehlenswerte Quellen für diese wichtigen Aminosäuren sind Eier und Hühner mit Bio-Qualität, sowie auch Fische. Ansonsten sollten fette Nahrungsmittel nicht nur bei der Entgiftung vermieden und für die Zubereitung der Speisen vorwiegend gesunde Öle mit essentiellen Fettsäuren verwendet werden. Unser wichtigstes Organ für die Entsorgung von Toxinen kann auch dann noch gut funktionieren, wenn sie bereits bis zu 70 % von ihrer normalen Kapazität verloren hat. Ein Neuanfang in Hinsicht auf Leberfasten und eine Ernährungsumstellung lohnt sich also auf jeden Fall. Auch sollten Sie sich bewusst sein, dass die Ernährung bei Lebererkrankung nicht unbedingt eine geschmacklose Schonkost bedeutet, da es mittlerweile immer mehr wirklich leckere Optionen in Hinsicht auf die Speisezubereitungen gibt, auf die wir später noch etwas näher eingehen werden.

5. Leberfasten nach Dr. Worm – die Intensivphase

Leberfasten für Anfänger ist mit die beste Methode um bei einer Fettleber wieder gesund zu werden. Das Konzept wurde von Prof. Dr. Nicolai Worm, dem bekannten deutschen Ernährungswissenschaftler, in Kooperation mit dem Internisten Dr. Hardy Walle, nach den aktuellsten Forschungsergebnissen und ihren eigenen Erfahrungen in der Ernährungsberatung, entwickelt. Bei dem Leberfasten nach Dr. Worm handelt es sich um keine spezielle Diät zum Abnehmen, da der mögliche Gewichtsverlust bei diesem Programm nicht im Vordergrund steht. Es geht also vorwiegend um die Funktionsfähigkeiten und die Regeneration der überbelasteten oder beschädigten Leber.

Im Prinzip ist das Dr. Worm Konzept auf eine im 19. Jahrhundert entwickelte Blutzuckerkontrolle basiert, bei der spezielle Hafertage von dem deutschen Diabetologen und Internist Carl von Noorden empfohlen wurden, der sich schon gegen 1880 sehr für Stoffwechselerkrankungen interessierte und ein Jahr später sein Staatsexamen in Leipzig ablegte. 1893 kam sein „Handbuch der Pathologie des Stoffwechsels" in der ersten Auflage heraus, sein bekanntestes Hauptwerk war allerdings „Die Zuckerkrankheit und ihre Behandlung". Die Haferkur Diät wurde von Carl von Noorden schon 1902 entwickelt, mit dem Zweck, den Blutzuckerspiegel auf natürliche Weise zu senken.

Auch beim Leberfasten für Anfänger von Dr. Worm spielt der Hafer eine wichtige Rolle, da die empfohlenen Eiweiß-Shakes HEPAFAST Haferballaststoffe enthalten. Diese Shakes wurden speziell für das Leberfasten entwickelt und machen somit auch den entscheidenden Erfolgsfaktor mit aus. Was das Essen beim Leberfasten angeht, so sind bei dieser Low Carb Diät nur eine bestimmte Anzahl von Kalorien erlaubt. Die Shakes sorgen allerdings dafür, dass man keinen Hunger hat und versorgen den Organismus mit wertvollen Nährwerten. Auch erhält der Körper eine optimale Unterstützung bei der notwendigen Ernährungsumstellung, von Kohlenhydraten auf eine gezielte Fettverbrennung.

Die HEPAFAST Produkte enthalten Beta-Glucan und Inulin. Dabei handelt es sich um wichtige wasserlösliche Ballaststoffe. Beta-Glucane kommen in unterschiedlichen Eigenschaften in den Zellwänden von Bakterien, Getreide und auch in Pilzen in natürlicher Form vor. Sie zählen zu den sogenannten β-D-Glucose-Polysacchariden, die in verschiedenen Nahrungsergänzungsmitteln und auch in der Kosmetik ihre Anwendung finden. Der Hafer in dem Beta-Glucan enthalten ist, zählt in Hinsicht auf seine Inhaltsstoffe mit zu den wertvollsten Getreidesorten. Er ist glutenarm, enthält wertvolle Vitamine B, acht von den lebenswichtigsten Aminosäuren, sowie auch notwendige Mineralstoffe. Mit dieser Getreidesorte kann man die Leber entlasten und regenerieren, den Fettstoffwechsel regulieren und den Cholesterinspiegel senken. Durch die im Hafer enthaltenen Schleimstoffe ist er natürlich auch sehr magenfreundlich. Nur zwei Portionen von den HEPAFAST Shakes liefern ca. 3 Gramm von dem wertvollen Beta-Glucan. Laut den Ernährungsforschungen reduziert alleine diese Menge bei einer täglichen Einnahme den Cholesteringehalt.

Inulin kommt im Wurzelgemüse vor und enthält ebenfalls sehr viele Ballaststoffe. Deshalb haben die Eiweiß-Shakes von Dr. Worm auch einen schnell einsetzenden und lang anhaltenden Sättigungseffekt. Inulin, auch bekannt unter dem Namen Polyfructose, ist in Zwiebeln, Chicorée oder auch in der Topinambur Wurzelknolle enthalten. Dieser Wirkstoff ist übrigens nicht nur gut zum Leberfasten, sondern die enthaltenen Mineralstoffe können auch Osteoporose vorbeugen. Desweiteren wird durch das Inulin auch die Darmflora unterstützt und vorhandene Bakterien reduziert.

Weitere wichtige Inhaltsstoffe von HEPAFAST sind die Omega-3-Fettsäuren und L-Carnitin. Die Omega-3-Fettsäuren zählen mit zu den lebensnotwendigen oder essenziellen Stoffen. Das bedeutet, dass sie vom Körper nicht hergestellt werden können und wir deshalb durch die Ernährung auf diese gesunden Fettsäuren angewiesen sind. Sie sind in der Natur in Pflanzen, Algen und auch in einigen Fischsorten enthalten. Leinöl, Chiaöl, Hanföl und Rapsöl haben einen ziemlich hohen Omega-3-Fettsäuregehalt, weshalb sich natürlich auch die Samen für eine gesunde Ernährung bestens als Lieferanten für diese Fettsäuren eignen. Sie haben übrigens auf die Augen und auf das Hirn eine sehr gute Wirkung, sowie auch für die Hormonproduktion, den Zellstoffwechsel und als Schutz für Infektionskrankheiten. Auch die Gelenke werden durch die Einnahme von Omega-3-Fettsäuren besser mit dem notwendigen Schmierstoff versorgt. Veröffentlichte Studien bestätigen übrigens auch den positiven Einfluss von Omega-3-Fettsäuren auf die Herz- und Kreislauffunktionen.

L-Carnitin ist hauptsächlich im roten Fleisch enthalten. Unser Körper ist auf diesen Stoff angewiesen, um das Fett zu verbrennen. Liegt ein Mangel an L-Carnitin vor, dann kann das gegebenenfalls zu Übergewicht führen. L-Carnitin ist übrigens auch als Abnehmpille und Energiebooster bekannt, da es die Fettverbrennung ankurbelt. Es ist für viele Veganer ein beliebtes Nahrungsergänzungsmittel. Zu den weiteren Inhaltsstoffen in den HEPAFAST Eiweiß-Shakes zählen auch Taurin und Cholin. Bei Taurin handelt es sich um eine bedingte lebensnotwendige Aminosäure mit entzündungshemmender Wirkung und einen unterstützenden Effekt in Hinsicht auf den Zuckerstoffwechsel. Cholin findet man im Eigelb, in der Leber vom Schwein und Rind, sowie auch in geringen Mengen in Nüssen, Sojabohnen, in Getreide und auch in Gemüse. Diese vitaminähnliche Substanz verhindert unter anderen die Fetteinlagerung in der Leber, weshalb sie für die Regeneration und für den Fettstoffwechsel ebenfalls sehr geeignet ist.

Anhand dieser Inhaltsstoffe wird also mehr als deutlich ersichtlich, aus was die HEPAFAST Produkte zum Leberfasten für Anfänger bestehen. Es handelt sich dabei eindeutig um ein gesundes und empfehlenswertes Produkt um die Leber zu entlasten und wieder zu regenerieren. Die

Shakes werden mit Magermilch zubereitet, aber man kann sie auch mit Joghurt (1,5 % Fett) zubereiten, mit Magerquark oder auch mit körnigem Frischkäse. Je nach persönlicher Geschmacksrichtung, kann man dann noch Wasser hinzugeben, um die Konsistenz zu ändern.

Das Leberfasten nach dem Konzept von Dr. Worm ist relativ einfach, da es sich im Prinzip problemlos in den täglichen Alltag integrieren lässt. In der Intensivphase sind drei Hauptmahlzeiten vorgeschrieben, die allerdings aus dem oben beschriebenen HEPAFAST Shake bestehen. Zwei von diesen Mahlzeiten dürfen mit zwei großen Portionen Gemüse in Form von Salaten, Rohkost oder mit Suppe, ergänzt werden. Empfohlen sind 200 Kalorien. Obwohl sich das nach relativ sehr wenig anhört, geht man davon aus, dass schon die Shakes alleine gute Sattmacher sind und den täglichen Nährstoffbedarf abdecken. Durch das erlaubte Gemüse wird der Organismus zusätzlich noch mit nützlichen Vitaminen, Ballaststoffen und Mineralstoffen versorgt.

Selbstverständlich kann man sich als Anfänger im Leberfasten auch noch überhaupt keine Vorstellung davon machen, wie viele Kalorien Gemüse hat. Hier zeigen wir Ihnen die kalorienärmsten Gemüsesorten, da wir später noch etwas genauer auf das Thema der richtigen Ernährung bei Leberproblemen oder Diabetes eingehen.

Gemüse mit sehr wenig Kalorien sind:

100 g Gemüse	enthaltene Kalorien
Austernpilze	011 kcal
Pfifferlinge	011 kcal
Endivien	011 kcal
Salatgurken	012 kcal
Grüner Salat	013 kcal
Eisbergsalat	013 kcal
Rhabarber	013 kcal

Chinakohl	014 kcal
Feldsalat	014 kcal
Mangold	014 kcal
Radicchio	014 kcal
Rettich	014 kcal
Radieschen	015 kcal
Champignons	016 kcal
Auberginen	017 kcal
Chicoree	017 kcal
Sauerkraut	017 kcal
Tomaten	017 kcal
Zucchini	019 kcal
Cherry Tomaten	021 kcal
Spinat	023 kcal
Blumenkohl	025 kcal
Rucola	025 kcal
Weißkohl	025 kcal
Mohrrüben	026 kcal
Kürbis	027 kcal
Rote Pfefferschoten	028 kcal
Lauch	031 kcal
Brokkoli	035 kcal
Palmenherzen	036 kcal
Roter Paprika	037 kcal
Zwiebeln	031 kcal
Rote Rüben	042 kcal
Zuckerrüben	043 kcal
Artischocken	047 kcal

100 Gramm Kartoffeln enthalten übrigens 77 Kalorien, die Süßkartoffeln 86 Kalorien. Anhand dieser kleinen Tabelle wird also erst einmal ersichtlich, wie viele kalorienarme Gemüsesorten es überhaupt gibt. Beim Leberfasten sollte man allerdings auf frische Produkte achten

und selbstverständlich auch auf die weitere Verarbeitung vom Gemüse. Dadurch kommt es natürlich auch zu Abweichungen in Hinsicht auf die Kalorien. Relativ viele Kalorien findet man übrigens in Chinabohnen (112 kcal), Kichererbsen (141 kcal), grüne Oliven (169 kcal) und auch im Knoblauch. Allerdings wird sicherlich auch niemand großen Appetit auf 100 – 200 Gramm Knoblauch haben. Bei der Kalorienanzahl ist deshalb unbedingt auch auf die Portionen zu achten.

Beim Leberfasten für Anfänger nach Dr. Worm sind also 200 Gramm Gemüse zusätzlich zu den Eiweiß-Shakes zum Essen erlaubt. Wer das Gemüse einfach roh verzehren kann, hat den Vorteil in Hinsicht der erlaubten Kalorien auf seiner Seite. Allerdings gibt es auch viele Rezepte, wie man kalorienarme Dips dafür zubereiten kann. Wer sich an das kostenpflichtige Leberfasten Programm hält, bekommt in der Regel auch mehrere Rezeptvorschläge in Form einer Broschüre, an die man sich dann halten kann. Ansonsten lässt sich das Gemüse auch als Salat zubereiten, in gedünsteter Form, im Backofen oder natürlich auch als schmackhafte Gemüsesuppe. Für die kalorienarme Zubereitung vom Gemüse wird 1 TL Öl empfohlen, wobei Olivenöl sehr empfehlenswert ist.

Obst ist beim Leberfasten nach Dr. Worm in diesen zwei Wochen nicht erlaubt, da es Fruchtzucker enthält. Inwiefern sich Fruktose schädlich auf die Leber auswirkt, ist zumindest bis jetzt, noch nicht eindeutig erwiesen. Fest steht auf jeden Fall, dass nicht nur in den Früchten viele Vitamine vorhanden sind, sondern auch im Gemüse. Bei der Leberreinigung läuft man also wirklich keine Gefahr an Unterversorgung zu leiden. Selbstverständlich können Sie nach dem Leberfasten wieder Obst essen, Dr. Worm empfiehlt allerdings, sich erst einmal an zuckerarme Obstsorten zu halten, wie das der Fall bei den Beeren ist.

Hungern beim Leberfasten ist in der Regel nicht der Fall, da vor allem die Eiweiß-Shakes sehr gut sättigen. Werden Sie beispielsweise mit Quark zubereitet, dann haben sie meistens auch einen besseren Sättigungseffekt, als wenn man sie mit Milch vermischt. Allerdings kann es wegen der Ernährungsumstellung natürlich trotzdem durchaus in den ersten Tagen zu gelegentlichen Hungergefühlen kommen. In diesem Fall wird zum häufigeren Trinken geraten, eine Tasse Kaffee oder grüner Tee beispielsweise, sorgen für einen volleren Magen und zum Glück auch für ein besseres Wohlbefinden. Es ist übrigens sowieso unglaublich, wie schnell man sich an die Getränke ohne Zucker und ohne Süßstoff gewöhnen kann, obwohl geringe Mengen von Süßstoff erlaubt sind. In vielen Fällen wird Hunger einfach nur mit Appetit verwechselt, knurrt der Magen aber immer häufiger, dann darf man gegebenenfalls auch die Gemüsemengen etwas erhöhen. Ansonsten ist es ratsam, wenn man das Gemüse sehr gut durchkaut und dabei versucht, dass kalorienarme Essen zu genießen. Man kann dabei durchaus auch auf den Geschmack von bissfestem Gemüse kommen, wenn man etwas mehr auf die Zubereitungsarten achtet, die selbstverständlich in diesen 14 Tagen auch abwechslungsreich sein sollten.

Die Ernährung spielt also beim Leberfasten eine wichtige Rolle, aber wie sieht es überhaupt mit dem Trinken aus? Dr. Worm und seine Anhänger, legen großen Wert darauf, dass beim Leberfasten sehr viel getrunken wird. Das ist übrigens auch schon alleine wegen den HEPAFAST Shakes notwendig, da diese sehr viele Ballaststoffe enthalten, die Flüssigkeiten binden. Beim Leberfasten für Anfänger gibt es deshalb keine Einschränkungen, was den Konsum von Mineralwasser angeht, von grünem und schwarzem Tee, Kräutertee und auch nicht beim Kaffee. Mit Süßstoff sollte man übrigens sehr sparsam beim Leberfasten umgehen, je weniger man davon verwendet, desto besser für die strapazierte Leber. Streng verboten sind Smoothies, zuckerhaltige Getränke, Fruchtsäfte und natürlich alle Arten von Alkohol. Auch alkoholfreies Bier ist selbstverständlich beim Leberfasten für Anfänger nicht erlaubt! Die tägliche empfohlene Flüssigkeitseinnahme liegt bei mindestens 2 Litern.

Sicherlich ist die Aussicht auf kalorienreduzierte Gemüsegerichte nicht gerade ein wirklich großer Anlass zur Freude. Wir zeigen Ihnen deshalb eine kleine Auswahl von kalorienarmen Rezeptideen, die wirklich ideal zum Leberfasten für Anfänger sind, egal für welche Variante oder für welches Programm man sich letztendlich entscheidet. Es geht vorwiegend darum zu sehen, wie man auch mit sehr wenigen Kalorien noch schmackhafte Gerichte zubereiten kann, die sich durchaus auch noch für andere Gelegenheiten eignen und nicht nur speziell zum Reinigen der strapazierten Fettleber. Die nachstehenden Rezeptideen sind für eine Person und haben einen Brennwert von höchstens 100 Kalorien.

Gefüllte Paprika

Für dieses einfache kalorienarme Rezept halbiert man 100 g Paprika und putzt ihn schön sauber. Für die Füllung eignen sich 50 g Hüttenkäse, den man mit Salz, Pfeffer und noch mit etwas Schnittlauch und Petersilie aufwerten kann.

Cremige Kürbissuppe

Die kalorienarme Kürbissuppe zum Leberfasten wird mit ¼ Liter Gemüsebrühe zubereitet, 1 EL fettarme Milch, ¼ Zwiebel, sowie mit 250 g Kürbisfleisch. Gewürze nach Bedarf. Gegebenenfalls kann man auch Kokosmilch verwenden.

Linsensuppe mit Curry

Zu den Zutaten zählen 20 g rote Linsen, 1 EL fettarmes Joghurt, 200 ml Gemüsebrühe, sowie Salz, Pfeffer, 1 TL Currypulver. Die Linsensuppe kann auch noch mit einer halben Stange Sellerie aufgewertet werden.

Asia Grünkohl mit Knoblauch

Für dieses Rezept benötigt man ½ Zwiebel, 125 g Grünkohl, ¼ rote Chilischote, ½ Knoblauchzehe, ½ TL Rapsöl, ¼ TL Sojasauce. Dieses Gericht ist für den Wok geeignet.

Gefüllte Gurke

Für dieses kalorienarme Rezept zum Leberfasten nimmt man 1 kleine Salatgurke, 2 Stiele Basilikum, 75 g fettarmen Frischkäse oder Magerquark, sowie 3 Kirschtomaten. Die ausgeschälten und entkernen Gurkenhälften werden dann mit zu den restlichen Zutaten gefüllt.

Für den Verzehr von rohem Gemüse eignen sich übrigens kalorienarme Dips mehr als hervorragend. Diese lassen sich beispielsweise aus Kürbis und etwas Magerquark herstellen, aus fettarmen Naturjoghurt und Küchenkräutern. Auch Avocados sind ideal, um daraus kalorienarme Dips für das Leberfasten herzustellen. Die meisten oben genannten Rezepte enthalten übrigens nur zwischen 60 und 80 Kalorien. Ansonsten kann man natürlich auch eine kalorienarme Gemüsesuppe zubereiten oder sich einfach im Forum von Dr. Worm bei den Mitgliedern nach neuen Ideen erkundigen.

Leberfasten für Anfänger nach Dr. Worm ist sicherlich etwas anstrengend, wenn man bis jetzt noch nicht auf seine Leber oder insgesamt auf eine gute Gesundheit geachtet hat. Wenn Sie allerdings die sehr intensiven 14 Tage erst einmal hinter sich haben, dann wird nicht nur Ihre Leber davon begeistert sein, sondern auch Sie selbst. Sehr viele Anhänger vom Leberfasten möchten auch weiterhin mit etwas weniger strengen Methoden Gewicht verlieren oder die erzielten Resultate halten können. Das ist natürlich optimal, da der Grundstein für einen besseren Stoffwechsel bereits durch diese Fastenkur gelegt ist. Sie ist eine wirklich ideale Basis, um anschließend mit einer Low Carb Diät oder mit dem Logi-Konzept weiterzumachen. Es kommt im Prinzip nur auf das eigentliche Ziel an, was man genau mit dem Leberfasten für Anfänger erreichen möchte oder welche Krankheit Sie damit behandeln möchten.

6. Leberfasten speziell für Diabetiker Typ2 mit der Logi-Methode

Anfänger im Leberfasten die Diabetiker Typ2 sind, sollten laut Dr. Worm erst einmal mit der intensiven Phase beginnen, die insgesamt 2 Wochen dauert. Schon in diesem Zeitraum müssten sich eigentlich die Werte schon deutlich verbessern, weshalb das auch ein sehr guter Antrieb ist, um mit einer sogenannten Reduktionsphase weiterzumachen. Dabei handelt es sich um eine Dauer von 8 bis 10 Wochen, wobei man allerdings wieder auf die HEPAFAST Produkte angewiesen ist. Allerdings gibt es bei dieser Phase eine kleine Änderung, da die täglichen Kalorien jetzt auf 1000 bis 1100 kcal erhöht werden. Bei diesem Leberfastenprogramm für Diabetiker ist eine Mahlzeit zwischen 500 und 600 Kalorien erlaubt, die sich nach dem Logi-Prinzip richtet. Ansonsten werden zwei andere Hauptmahlzeiten durch die Eiweiß-Shakes ersetzt, wie im Fall der intensiven Phase.

Die Logi Methode ist im Prinzip eine lebenslange Ernährungsform, sie ist also keine schnelle Diät zum Abnehmen. Der Name ist die Abkürzung für „Low Lycemic and Insulinemic Diet", es geht also speziell um einen niedrig gehaltenen Blutzucker und Insulinspiegel. Nicht nur das Leberfasten richtet sich nach der Einschränkung von Kohlenhydraten, sondern auch die Logi-Methode. In erster Linie wurde dieses Konzept für Menschen entwickelt, die unter einer Insulinresistenz leiden. Dabei handelt es sich um eine Stoffwechselstörung, da die Bauchspeicheldrüse darauf angewiesen ist, immer mehr Insulin auszuschütten. Es ist logisch, dass dies auf Dauer zu hohen Blutfettwerten, hohem Blutdruck und deshalb auch zu Diabetes Typ 2 führt. Die Logi-Methode setzt deshalb auf eine Diät, die eigentlich eher an die Ernährung unserer Vorfahren aus der Frühsteinzeit erinnert, aber keine Sorge, auch hier müssen Sie auf keinen Fall dabei verhungern, oder sich genau wie in der Steinzeit ernähren. Es hört sich im Prinzip viel schlimmer an, als es wirklich ist.

Praktisch ist, dass es bei der Logi-Methode für Diabetes und Fettleber keinen strengen Ernährungsplan gibt. Anhand der sogenannten Logi-Pyramide wird deutlich ersichtlich, in welchen Mengen bestimmte Lebensmittel erlaubt sind. Diese Ernährungspyramide richtet sich nach dem Modell von Prof. David Ludwig, der dieses Konzept an der Universitätsklinik Harvard in Boston empfiehlt. Die Basis von dieser Diät ist vorwiegend stärkefreies Gemüse, sowie auch einige Obstsorten, die nur sehr wenig Stärke enthalten. Im Prinzip geht es dabei um drei Gemüseportionen täglich, sowie um zwei Portionen Obst, bei denen süße Früchte allerdings nicht empfehlenswert sind, wegen dem hohen Anteil am Fruchtzucker. Ansonsten sieht die Logi Ernährung auch noch eiweißhaltige Nahrungsmittel vor, vor allem dann, wenn man nicht unbedingt die Hepafast Eiweiß-Shakes verwendet. Erlaubt sind mageres Fleisch und Fisch, Geflügel, Milchprodukte, hochwertiges Fett und Öl, sowie auch Hülsenfrüchte und Nüsse. Was Getreideprodukte und Brot angeht, so wird auf Vollkornvarianten ausgewichen. Produkte die Weißmehl enthalten, sollten möglichst vermieden werden. Bei der Logi-Pyramide besteht die Base also aus Obst, Gemüse und gesunden Ölen, die möglichst oft erlaubt sind. Häufige Nahrungsmittel sind Milch und Milchprodukte, sowie mageres Fleisch, also auch Fisch und Geflügel. Vollkornprodukte sind in kleinen Mengen oder Portionen erlaubt. An der Spitze dieser Ernährungspyramide stehen selbstverständlich die heißgeliebten Süßigkeiten, die man allerdings nur sehr selten verzehren darf.

Die Reaktion von Insulin und vom Blutzucker ist morgens im Verhältnis zu anderen Tageszeiten viel moderater, weshalb zum Frühstück, je nach Therapie, ein Vollkornbrot oder auch Müsli empfehlenswert sind. Wer beim Mittagessen nicht auf ein Shake angewiesen ist, kann Gemüse mit Fleisch oder Fisch essen. Abends gibt es dann wieder Gemüse mit Käse oder andere eiweißhaltige kalorienarme Speisen. Für den Hunger zwischendurch eignen sich Rohkost, die man mit Dip essen kann oder auch eine Handvoll Nüsse. Auch ein hart gekochtes

Ei ist bei der Logi-Methode erlaubt. Die Logi-Methode ist eigentlich ganz einfach durchsetzbar, denn eine eiweißhaltige Ernährung hält sehr gut satt. Die Versorgung mit wichtigen Nährstoffen ist durch den hohen Gemüseanteil, den Vollkornprodukten und auch wegen den erlaubten Früchten gewährleistet. Es ist unglaublich, wie sich die Glukosetoleranz bei dieser Ernährungsweise verbessert, aber auch der Blutzuckerspiegel und die Werte vom Blutfett werden sich dabei zum Positiven ändern. Die gewünschte oder erzielte Fettverbrennung wird also durch dieses Konzept zu Hochtouren angekurbelt. Es ist klar, dass davon auch die Fettleber reduziert wird.

Mit Logi kann man langsam, aber dafür sicher und langfristig Abnehmen. Auch die bei anderen Diäten oft typischen Jojo-Effekte werden dabei langsam aber sicher ausgeschaltet, da sich der Organismus immer mehr an das kohlenhydratarme Essen gewöhnt. Schon nach einigen Wochen wird man beispielsweise die Süßigkeiten überhaupt nicht mehr vermissen, sondern ganz im Gegenteil sogar richtig abstoßend finden. Laut Dr. Worm ist der ausgezeichnete Abnehmerfolg auf unsere Gene zurückzuführen, die angeblich dieses Ernährungsmuster von unseren Vorfahren erkennen und dadurch die Nährstoffe auch besser umsetzen können. Diese Ernährung ist übrigens für jeden geeignet, also nicht nur für Patienten mit einer Fettleber oder mit Diabetes, sondern auch für übergewichtige Menschen oder für solche, die sich einfach gesund und fit halten möchten. Auch für Kinder ist die Logi-Methode ideal, um überflüssige Pfunde von der Waage zu bringen. Was übergewichtige Kinder angeht, so sollten sich die Eltern bewusst sein, dass unsere Sprösslinge aktuell viel öfters sitzenden Aktivitäten nachgehen und deshalb auch nicht viele Kalorien verbrennen können. Sie verbringen viel mehr Zeit vor dem Fernseher oder vor dem Computer und nicht mehr draußen beim Spielen. Es ist deshalb klar, dass mittlerweile auch immer mehr Kinder unter Übergewicht leiden. Je eher man als Eltern auf eine gesunde Ernährung achtet, desto besser kann eine Fettleber und Krankheiten wie Diabetes vermieden werden.

Leberfasten für Anfänger ist nicht einfach, denn der erste Schritt ist meistens der schwerste. Hat man allerdings die intensive Phase erst einmal hinter sich, dann sollte man auch weiterhin auf eine gesunde Ernährung achten. Es muss sich dabei auch nicht unbedingt um die empfehlenswerte Logi-Methode handeln, da es selbstverständlich auch noch andere gesunde Ernährungsalternativen gibt. Im Prinzip haben sie allerdings eines gemeinsam, eine deutliche Reduktion von ungesunden Kohlenhydraten. Es spielt dabei auch keine große Rolle, ob man sich nach dem eigentlichen Leberfasten an eine spezielle Low Carb Diät hält, an eine kalorienarme Ernährung oder sich nach dem Säure-Basen-Haushalt in unserem Organismus richtet. Das Wichtigste bei all diesen Ernährungen ist, auf die Nährwerte der Lebensmittel zu achten und natürlich auch auf die enthaltenen Kalorien. Verzehrt man mehr Kalorien als der Körper verbrennen kann, dann ist es verständlich, wenn man äußerlich und auch innerlich immer mehr am verfetten ist.

Wer sich die Logi-Methode etwas Näher ansieht, wird schnell feststellen können, dass es sich dabei vorwiegend um eine basische Ernährung handelt, denn der Säure-Basen-Haushalt spielt im Körper eine weitaus größere Rolle, als man glaubt. Die meisten Ärzte und natürlich auch die Anhänger einer basischen Ernährung sind davon überzeugt, dass unser Körper durch eine falsche Ernährung übersäuert ist. Eine akute Übersäuerung oder Azidose ist lebensgefährlich und muss auf jeden Fall medizinisch behandelt werden. Auch steht eindeutig fest, dass eine Übersäuerung zu allen möglichen Krankheiten führen kann. Der Säure-Basen-Haushalt kann übrigens durch Teststreifen aus der Apotheke gemessen werden. Liegt das Ergebnis bei einem Wert von weniger als 7, dann zeigt es Säure an, liegt das Resultat allerdings zwischen 7 und 14, dann ist die Körperflüssigkeit eher basisch. Die ersten Beschwerden treten auf, wenn der Körper und seine Organe überbelastet sind und ihren Funktionen nicht mehr unbeeinträchtigt nachkommen können. Hinweise auf eine chronische Übersäuerung sind Appetitlosigkeit, häufiges und rasches Ermüden, Antriebsschwäche und Lustlosigkeit, sowie auch Hauptprobleme und Muskel- und Gelenkbeschwerden. Auch eine Fettleber kann durchaus auf einen übersäuerten Organismus zurückzuführen sein. Eine Übersäuerung entsteht vorwiegend durch Zucker und zuckerhaltige Speisen, durch Backwaren, Teigwaren, durch ein zu viel an tierischem Eiweiß, sowie auch durch die in den Lebensmitteln enthaltenen Konservierungsstoffe, Geschmacksverstärker, Farbstoffe und durch die Toxine. Es ist wirklich erstaunlich, welche Ähnlichkeiten es zwischen der Logi Methode und einem gesunden Säure-Basen-Haushalt gibt, denn die sogenannten Programme um den Organismus zu entsäuern, sind dem Leberfasten sehr ähnlich. Die besten Basenbildner in unserer Ernährung sind Gemüse, Salate, Obst und auch Mineralwasser, also im Prinzip genau das gleiche, wie bei der Logi-Methode von Dr. Worm und seinen Kollegen.

Der Ernährungsplan für Diabetiker mit der Logi-Methode könnte folgendermaßen aussehen:

Tag 1
Frühstück: Haferbrei
Mittagessen: Auberginen-Auflauf
Abendessen: Blumenkohl Pizza
Zwischenmahlzeit: Frischkäse

Tag 2
Frühstück: Vollkornbrot mit Kräuterquark und Tomaten
Mittagessen: Bulgursalat
Abendessen: gefüllte Avocados
Zwischenmahlzeit: eine kleine Handvoll Nüsse

Tag 3
Frühstück: Porridge mit Beeren
Mittagessen: Couscous mit Geflügelfleisch

Abendessen: Champignonsuppe mit Lauch
Zwischenmahlzeit: gekochtes Ei

Tag 4
Frühstück: Quark mit Früchten
Mittagessen: Fischpfanne mit Gemüse
Abendessen: Gefüllte Grilltomaten
Zwischenmahlzeit: Gemüsespieße mit Dip

Tag 5
Frühstück: Chiabrötchen mit Frischkäse
Mittagessen:Gemüsenudeln mit Tomatensauße
Abendessen: Eiersalat
Zwischenmahlzeit: grüner Smoothie

Tag 6
Frühstück: Low Carb Pfannkuchen mit Marillen
Mittagessen: Omelett mit Kräutern und Räucherlachs
Abendessen: Kürbissuppe
Zwischenmahlzeit: Sonnenblumenkerne

Tag 7
Frühstück: Müsli mit Magermilch
Mittagessen: Lasagne aus Kohlrabi
Abendessen: Möhren-Curry
Zwischenmahlzeit: Apfel

Selbstverständlich lassen sich diese Rezeptbeispiele auch noch beliebig variieren und der persönlichen Geschmacksrichtung anpassen, wenn man sich an die Vorschriften einer geeigneten Diät für Diabetiker oder für Patienten mit einer Fettleber hält. Es wird also anhand von diesem kleinen Ernährungsplan deutlich, dass man wirklich auf nicht sehr viel verzichten muss. Es gibt mittlerweile sehr viele Rezepte für geeignete Low Carb Varianten, von den meisten kohlenhydratreichen Speisen.

Die Wirksamkeit von diesen Methoden ist selbstverständlich wissenschaftlich ausreichend von Experten belegt, nicht umsonst sind mittlerweile immer mehr Menschen von diesen Ernährungsformen nicht nur zum Leberfasten begeistert. Es ist deshalb sehr wichtig, beim Leberfasten für Anfänger auch an die weitere Zukunft zu denken, um die alten Essgewohnheiten nicht wieder einreißen zu lassen. Ist das der Fall, dann wird nicht nur die Leber wieder schnell verfettet, sondern auch unsere anderen Organe. Abgesehen von den abgenommenen Kilos, die dann auch schnell wieder auf der Waage sichtbar werden. Leberfasten ist zwar im Prinzip dann beendet, wenn die Werte gesunken sind und sich wieder bei normalen Ergebnissen befinden, aber man muss sich unbedingt bewusst sein, dass die Resultate von unseren Essgewohnheiten und unserem Lebensstil abhängig sind. Es lohnt sich deshalb auf jeden Fall, sich nach anderen gesunden Ernährungsformen umzusehen, um die Leber und unseren Organismus gesund zu halten.

7. Die richtige Ernährung nach dem Leberfasten

Die Stabilisierung nach dem Leberfasten ist sehr wichtig, um die Werte auch weiterhin niedrig zu halten und nicht gleich wieder in die ursprüngliche Ernährungsfalle zu schnappen. Das Problem ist, dass Kohlenhydrate wie Süßigkeiten beispielsweise, richtig süchtig machen können. Wer allerdings die erste Phase vom Leberfasten für Anfänger schon erfolgreich hinter sich hat, muss sich bewusst sein, dass es auch für süße Sachen oder für Nudeln als Beispiel, ausgezeichnete Low Carb Rezepte gibt, die unsere Leber auch nicht gleich wieder überbelasten. Die richtige Ernährung nach dem Leberfasten ist deshalb ein wichtiger Aspekt, den wir auf keinen Fall außer Acht lassen dürfen.

Im Prinzip ist es auch nicht besonders schwer, wenn man auf Dauer auf Süßes, Weißmehl und auf fettes Essen verzichtet, um auf Dauer die Leber zu schonen. Auch wenn Sie sich zum Sport aufraffen können haben Sie sehr gute Chancen, dass dieses wichtige Filterorgan nicht nur wieder richtig arbeiten, sondern durchaus wieder zu seiner ursprünglichen Größe schrumpfen kann. Es ist auch nicht unbedingt notwendig, nur höchstens 1000 Kalorien täglich zu sich zu nehmen, wie das beim eigentlichen Leberfasten der Fall ist. Es kommt dabei vorwiegend auf die Auswahl und auf die Zusammenstellung der Lebensmittel darauf an. Die besten Effekte für den Stoffwechsel und für die Leber werden erzielt, wenn man vorwiegend auf Kohlenhydrate verzichtet und auf eine ausreichende Eiweißzufuhr achtet. Beim Eiweiß ist es wichtig, sich auf hochwertige Proteinquellen zu verlassen, damit der Eiweißbedarf abgedeckt ist und sich alle beschädigten Zellen wieder regenerieren können, also nicht nur die Leber. Eiweiß hat übrigens nicht nur mit dem Muskelaufbau zu tun, sondern bei einem Mangel verkleinern sich auch die Zuckerspeicher in unserem Organismus. Obwohl sich das eigentlich für die meisten Laien überhaupt nicht negativ anhört, hat dies aber zur Folge, dass leider auch wieder mehr Zucker zu Fett umgewandelt werden muss, was eine erneute Leberverfettung mit sich bringt. Bei der Auswahl von geeigneten Fettquellen in den Nahrungsmitteln sind die Omega-3-Fettsäuren nach wie vor die absoluten Favoriten.

Beim Essen nach dem Leberfasten für Anfänger sollten Sie also auch weiterhin so gut wie möglich auf eine leberbewusste Ernährung achten. Dazu zählt selbstverständlich auch der Verzicht auf alle Arten von Alkohol, auch dann, wenn Ihre Fettleber überhaupt nicht alkoholbedingt ist. Fertigprodukte sind bei fast allen Diäten ein Tabu, weshalb Sie beim Einkaufen vorwiegend auf frische Zutaten achten sollten. Eine Überbelastung der Leber lässt sich durch mehrere Mahlzeiten vermeiden, die über den Tag verteilt werden. Also die drei Hauptmahlzeiten und bis zu 2 kleine Zwischenmahlzeiten. Dadurch wird der Organismus regelmäßig mit wichtigen Nährstoffen versorgt. Es ist klar, dass man bei gesundheitlichen Beschwerden fette Gerichte auf jeden Fall vermeiden muss. Auch unreifes Obst oder Lebensmittel, die unter Umständen zu Blähungen führen können, sind nicht unbedingt sehr ratsam. Es gibt genügend andere Nahrungsmittel, damit sich diese Faktoren umgehen lassen können. Gegebenenfalls lässt sich nach dem Leberfasten für Anfänger eine Unverträglichkeit in Hinsicht auf manche Lebensmittel feststellen. Wer ein Tagebuch über seine Essgewohnheiten führt, kann in der Regel sehr schnell feststellen, welche Nahrung diese Unverträglichkeitsreaktionen auslösen. Diese Lebensmittel sollten dann vermieden werden. Viele Menschen haben beispielsweise eine Intoleranz in Hinsicht auf die Laktose (Milchzucker), auf Gluten oder auch auf alle Arten von Zucker. Aber auch bei einer Laktoseintoleranz ist eine gesunde Ernährung im Prinzip kein Problem, da der Markt mit laktosefreien Produkten bereits sehr gut abgedeckt ist, die es in jedem Supermarkt zu kaufen gibt. Es ist nach dem Leberfasten übrigens nicht empfehlenswert, sich für die typischen Laktasetabletten bei einer Unverträglichkeit vom Milchzucker zu entscheiden. Milchprodukte aus pflanzlichen Quellen wie z. B. Kokosmilch, Hafermilch oder auch die Sojamilch, sind bei einer Laktoseintoleranz sehr gute und vor allem gesunde Alternativen.

Eine strenge Schonkost ist nach dem Leberfasten für Anfänger nicht geeignet, da es ohne ärztliche Aufsicht zu Mangelerscheinungen kommen kann, vor allem dann, wenn die Diät dann auch noch zu einseitig ist. Die Ernährung sollte aus vollwertiger Kost bestehen und reich an Gemüse, Vollkornprodukten und natürlich auch an Obst sein. Die besten Formen der Zubereitung von leberbewussten Nahrungsmittel sind dünsten, garen oder selbstverständlich auch das Braten in den beschichteten Töpfen und Pfannen.

Die besten Lebensmittel um die Leber auch nach der Fastenkur zu schonen:

Gemüsesorten wie beispielsweise: Brokkoli, Chicorée, Endivie, Feldsalat, Fenchel, Karotten, Kohlrabi, Kopfsalat, Möhren, Rote Rüben, Spargel, Tomaten und Zucchini. Kartoffeln bitte nur in gekochter Form verzehren und nicht als Pommes oder Bratkartoffeln. Bohnen, Erbsen und Linsen sind zwar sehr gesund, sollte man aber möglichst nicht in größeren Mengen zu sich nehmen. Auch Kohl oder Zwiebeln sind nur begrenzt empfehlenswert, wegen dem unangenehmen Bläheffekt.

Obst: im Prinzip eignen sich so gut wie alle Obstsorten, außer überreifes oder unreifes Obst. Beeren sind übrigens mit die kalorienärmste Variante, je süßer die Früchte sind, desto mehr Fruchtzucker ist darin enthalten. Auch Grapefruits sind nach dem Leberfasten noch mit etwas Vorsicht zu genießen.

Fleisch und Wurst: Geeignetes Fleisch sind Wild, mageres Rind- und Schweinefleisch, Pute, Huhn, magerer Schinken und auch Putenwurst. Zu vermeiden sind fettes oder paniertes Fleisch, Speck, Pasteten, Blutwurst und natürlich auch noch alle anderen fetthaltigen Wurstsorten.

Fisch: Auch beim Fisch wird hauptsächlich auf fettarme Sorten geachtet. Ideal sind beispielsweise Kabeljau, Schollen, Seelachs und auch der Thunfisch, allerdings nicht in Öl. Ansonsten zählen Aale, Makrelen, Karpfen, Heringe und Ölsardinen zu den nicht geeigneten Lebensmitteln für eine strapazierte Leber.

Milchprodukte: Hier handelt es sich ebenfalls um wichtige Eiweißquellen in Form von frischer fettarmer Milch, Joghurt, Buttermilch und Frischkäse. Auch milde Käsesorten sind erlaubt. Zu vermeiden sind auf jeden Fall die fertig zu kaufende Milchshakes, fetthaltige Käsesorten, sowie auch der Schmelzkäse.

Eier: Bei den Eiern gibt es eigentlich nur die Einschränkungen bei der Zubereitung, weshalb Rührei mit Speck oder typische Spiegeleier nach dem Leberfasten auf der Tabuliste stehen.

Teigwaren: Leberfreundliches Gebäck sind Mischbrot, Knäckebrot, Korngebäck, Weizenvollkornbrot und auch der Zwieback. Wer auf Mehlspeisen nicht verzichten will, kann diese mit Germteig zubereiten oder sich für einen Low Carb Biskuitkuchen entscheiden.

Fette und Öle: Empfehlenswerte Ölsorten sind unter anderen Sonnenblumenöl, Rapsöl, sowie auch das Mais- oder Weizenkeimöl. Butter ist zwar erlaubt, aber nur in Grenzen. Tabu sind vor allem Schmalz und auch überhitztes Fett.

Ansonsten ist es klar, dass man auf Süßwaren und Zucker nach dem Leberfasten für Anfänger erst einmal verzichten sollte. Nicht geeignet sind also Schokolade, Marzipan, Pralinen oder Nougat. Wenn Sie auf Süßes nicht verzichten möchten, dann nehmen Sie etwas Honig oder Marmelade auf das Frühstücksbrot, oder Sie suchen sich geeignete Low Carb Rezepte heraus, die nicht belastend für die Leber sind. Gewürze sind in der Regel problemlos, außer es handelt sich um sehr scharfe Sorten wie Chili oder scharfer Senf. Einen positiven Effekt auf die Leber haben übrigens nicht nur die frischen Kräuter, sondern auch der Anis, Fenchel, Kümmel und Zimt. Auch Zitronensaft ist durchaus empfehlenswert. Salz ist in geringen Mengen erlaubt. Anstatt noch einmal nachzusalzen kann man übrigens auch andere Gewürze ausprobieren, so dass man durchaus auch mit geringen Mengen von Salz auskommen kann.

Bei der Auswahl der Getränke eignen sich nach wie vor Mineralwasser, Kräutertees oder andere milde Teesorten wie der grüne Tee, sowie Gemüsesäfte und Obstsäfte, die Sie allerdings mit Wasser verdünnen müssen. Nicht nur Alkohol und zuckerhaltige Drinks sind zu vermeiden, sondern auch Getränke, die sehr viel Kohlensäure enthalten. Anhand dieser Liste mit leberfreundlichen Nahrungsmitteln sieht man erst einmal, wie gesund man sich überhaupt ernähren kann. Eine Diät hat also wirklich nichts mit einem Verzicht zu tun, da es für fast alles geeignete Optionen und Rezepte gibt. Abwechslung ist für den Ernährungsplan notwendig, damit keine Mangelerscheinungen auftauchen. Der geeignete Ernährungsplan nach dem Leberfasten für Anfänger ist dann im Prinzip nur von Ihnen selbst abhängig. Es kommt also dann nur noch darauf an, wie abwechslungsreich die Speisezubereitung erfolgt, weshalb wir Ihnen hier noch einige nützliche Anregungen mit 3 leckeren Rezeptbeispielen von Dr. Worm zeigen.

Leberfreundliches Rezept zum Frühstück

Beerenquark mit Haferflocken

Zutaten für 2 Personen: 250 g Beerenmischung, 250 g Quark (20 % Fett i. Tr.), 5 EL Joghurt (3,5 % Fett), 4 EL Mineralwasser, 5 EL Haferflocken, 1 TL Zimt, 1 TL Honig, 3 EL Milch (1,5 % Fett).

Zubereitung: Die Haferflocken am besten über Nacht schon in der Milch quellen lassen, ansonsten ca. 20 Minuten. Dann den Quark mit dem Joghurt und Wasser schön cremig verrühren und die restlichen Zutaten hinzufügen.

Leberfreundliches Rezept zum Mittgessen

Spinatbällchen mit Tomatensoße

Zutaten für 2 Personen: 200 g tiefgefrorener Spinat, 125 g Ricotta, 75 g Parmesan (gerieben), 1 Ei und zusätzlich ein Eigelb, 1 EL Mehl, 1 Knoblauchzehe, 250 ml passierte Tomaten, Rosmarin, Oregano, Muskatnuss, Salz, Pfeffer, 1 Prise Zucker, 1 EL Frischkäse.

Zubereitung: Der Spinat wird in einem Topf aufgetaut und anschließend mehrmals ausgedrückt, damit fast alles Wasser austreten kann. Danach wird er schön klein gehackt, auch der geschälte Knoblauch wird fein gewürfelt. Anschließend wird der Spinat in einer Schüssel mit dem Ei, dem Eigelb, Ricotta und ca. 50 g Parmesankäse gut vermischt und mit Muskat, Salz und Pfeffer gewürzt. Aus dieser Mischung werden dann die Spinatbällchen geformt und erst einmnal kalt gestellt. In der Zwischenzeit bringt man die passierten Tomaten einfach zum Kochen und gibt den Frischkäse, sowie den Oregano und den Rosmarin hinzu. Die Prise Zucker ist ebenfalls für die Tomatensoße, die danach noch einmal zum nachwürzen abgeschmeckt wird. Die Spinatbällchen kommen in kochendes Salzwasser, allerdngs muss dabei unbedingt die Hitze reduziert werden. Sobald sie an die Oberfläche steigen, sind sie fertig. Danach einfach kurz abtropfen lassen und mit der Soße und dem übrigen Parmesankäse bestreuen.

Leberfreundliches Rezept zum Abendessen

Lachs mit Spargel und Kräutersoße

Zutaten für 2 Personen: 2 Lachsfilets, 3 EL Frischkäse, 800 g Spargel (grün), ½ Zitrone, 2 EL Rapsöl, 1 EL Senf, ca. 50 g Petersilie oder andere Küchenkräuter, Salz, Pfeffer, 250 ml Gemüsebrühe.

Zubereitung: Den gewaschenen und geputzten Spargel mit der Gemüsebrühe ca. 5 Minuten lang kochen und etwa 100 ml von dieser Brühe dann in einen Topf geben und mit dem Saft von der Zitrone und dem

Senf kurz aufkochenlassen, bevor der Frischkäse hinzugefügt wird. Die Lachsfilets werden mit dem Rapsöl beidseitig rund 3 Minuten lang angebraten bis er leichtg glasig ist. Dann auf einem Teller mit dem Spargel anrichten und mit der Soße übergießen, die mit den Kräutern abgeschmeckt wurde.

Selbstverständlich müssen Sie sich bei den Rezepten nicht genau nach den Beispielen von Dr. Worm halten, wenn Sie seinem Leberfastenprogramm nicht folgen. Die Rezepte dienen als Beispiel dafür, was Sie essen dürfen und wie Ihr täglicher Speiseplan mit leberfreundlichen Gerichten aussehen kann. Es gibt natürlich auch noch jede Menge anderer Variationen, die unsere Leber nicht belasten und noch dazu hervorragend schmecken. Es ist übrigens sehr wichtig, dass man bei jeder Diät, egal ob es sich dabei um Leberfasten oder um die Ernährungsumstellung hinterher handelt, auf Abwechslung und Genuss achtet. Kommt keine Abwechslung auf den Ernährungsplan, dann wird auch mit der Zeit das beste Essen langweilig und vor allem eintönig. Man kann auch reine Gemüsegerichte wirklich sehr lecker zubereiten, so dass sogar die meisten Kinder davon begeistert sind. Oft ist in der Küche einfach nur etwas Einfallsreichtum notwendig oder gegebenenfalls auch mehr Interesse, da man im Internet unzählige Rezeptideen für alle möglichen Ernährungsformen findet. Im Zweifelsfall kann man sich dann immer noch an die Experten wenden und um Rat oder um Hilfe bitten, falls man sich über gewisse Nahrungsmittel nicht sicher ist.

Wer ein Tagebuch über seine Ernährung führt, wird übrigens auch sehr schnell feststellen können, welche Gerichte gegebenenfalls zu Beschwerden oder zu Unwohlsein führen können. Haben Sie beispielsweise zum Mittagessen ein Kohlgericht gegessen und hinterher Blähungen bekommen, dann lässt sich daraus auch schnell feststellen, welche Nahrungsmittel man gegebenenfalls komplett vermeiden sollte oder nur einfach die üblichen Mengen etwas einschränken. Das eigene Ernährungsbuch ist zwar mit einem kleinen zeitlichen Aufwand verbunden, aber dafür kann man daraus sehr viel über seinen eigenen

Körper und die verschiedenen Reaktionen darauf lernen. Wenn Sie z.B. nach einer Woche deutlich Gewicht verloren haben, dann sehen Sie sofort woran das liegen könnte und ob Ihre Ernährung auch wirklich alle Nährstoffe enthält, die Ihr Körper benötigt. Auch bei Krankheitsfällen ist so ein Tagebuch für die Ärzte sehr hilfreich. Probieren Sie es doch einfach einmal aus, es kostet ja nichts und macht mit der Zeit sogar richtig großen Spaß.

Abschließend zu diesem Kapital sollte noch einmal kurz auf das Wichtigste bei der leberfreundlichen Ernährung eingegangen werden, die sich folgendermaßen zusammensetzt:

Eiweiß und Vitamine: eiweißreiche Lebensmittel sind notwendig für das Leberfasten und für eine leberentlastende Ernährung. Vitamine findet man nicht nur im Obst, sondern auch in Salaten und Gemüse, weshalb man zu jeder Mahlzeit Gemüse oder kalorienarmes Obst essen sollte. Beide sorgen für ein ausgezeichnetes und vor allem für ein lang anhaltendes Sättigungsgefühl und der Organismus kann zusätzlich von diesen wertvollen Nährstoffen profitieren.

Öl und Fett: Olivenöl und Rapsöl sind beispielsweise hochwertige Öle, die sich ausgezeichnet für die Zubereitung von Salaten oder natürlich auch für die Gemüsegerichte eignen. Ansonsten sollten Sie zusätzlich auf die Versorgung mit den Omega-3-Fettsäuren achten, die unter anderen in Thunfisch, Lachs, Leinöl und auch in Chiasamen vorhanden sind.

Kohlenhydrate: Wenn es um Kohlenhydrate geht, dann heißt es bei einer leberfreundlichen Ernährung unbedingt aufpassen, damit nicht wieder nach dem Leberfasten für Anfänger, eine neue Verfettung die Folge ist. Kartoffeln sind erlaubt, allerdings in gekochter Form und anstatt das herkömmliche Brot oder Getreide, empfehlen sich in diesem Fall unbedingt die Vollkornvarianten. Diese können zwar auch sehr viel Kohlenhydrate enthalten, aber dafür haben sie einen besseren Sättigungseffekt aufgrund ihrer enthaltenen Ballaststoffe und Vollkornprodukte sind natürlich auch noch eindeutig viel gesünder. Bei den Eiweißquellen ist es besser, wenn Sie auf die „normalen" fertigen Shakes verzichten, um die Leber nicht nur unnötig zu belasten, ansonsten sollte man sich bei einer Fettleber sicherheitshalber auf hochwertige Proteinlieferanten verlassen und die Shakes selber machen.

8. Warum ist Eiweiß so wichtig?

Eiweiß ist ein sehr wichtiger Nährstoff, weshalb wir diesem Thema speziell ein extra Kapitel widmen. Beim Eiweiß handelt es sich allerdings in diesem Fall nicht um das Eiklar, sondern um ein biologisches Makromolekül, besser bekannt unter dem Namen Protein. Proteine setzen sich aus Aminosäuren zusammen, diesen Begriff haben Sie sicherlich schon öfters in Zusammenhang mit Body Building gehört, da die meisten Kraftsportler auf Aminosäuren angewiesen sind. Proteine sind in unserem Körper in allen Zellen zu finden, weshalb dieser Nährstoff auch so wichtig ist. Ohne dem Eiweiß wäre unser Organismus überhaupt nicht lebensfähig. Es wird nicht nur für den Muskelaufbau benötigt, sondern auch für den gesamten Zellaufbau, also auch für Haare, Haut und Knochen. Proteine sind aber auch für den Aufbau von Hormonen und Enzymen verantwortlich. Enzyme sind für unseren Stoffwechsel verantwortlich, da sie für die Verwertung von Vitaminen und Mineralstoffen verantwortlich sind. Im menschlichen Körper hat jedes einzelne Enzym eine genaue Aufgabe, dass wir als Mensch überhaupt funktionieren können. Bis jetzt geht man davon aus, dass es bis zu 25.000 unterschiedliche Enzyme gibt, von denen allerdings erst ca. 3000 erforscht wurden. Sie funktionieren als Biokatalysatoren. Nervenimpulse benötigen Eiweiß, damit die Übertragung überhaupt stattfinden kann, ansonsten ist der Organismus auch beim Transport von Fett und Sauerstoff auf Proteine angewiesen. Der Körper benötigt Eiweiß aber auch für den Aufbau von Antikörpern und für den Aufbau von Gerinnungsfaktoren, um hier nur einige der wichtigsten Faktoren zu nennen.

Daraus wird also deutlich ersichtlich, welche wichtige Rolle Eiweiß überhaupt in unserer Ernährung spielt. Aber auch als Energiereserve sind Proteine notwendig, vor allem dann, wenn der Körper nur sehr wenig Kohlenhydrate erhält, oder wenn er im Hungerzustand ist. In diesem Fall werden die in der Leber oder das in den Muskeln gespeicherte Eiweiß entweder direkt für die Energiegewinnung verwendet oder es findet über die Gluconeogenese statt. Vor allem unser Gehirn ist auf einen täglichen Glucosebedarf angewiesen. Man geht davon aus, dass in unserem Körper ca. 400 g an Glykogen gespeichert ist. Der größte Teil befindet sich allerdings in den Muskeln und etwa ein Drittel davon in der Leber.

Eine ausgewogene gesunde Ernährung die eine hochwertige Zufuhr an Eiweiß erhält, ist deshalb für unsere Gesundheit lebensnotwendig. Auch ist Eiweiß in der Lage, unsere geschädigten Zellen im Körper wieder zu regenerieren. Eiweiß ist also als Energielieferant weitaus gesünder als die Kohlenhydrate, nicht umsonst liegt der neueste Fitnesstrend mittlerweile bei Eiweißshakes, Eiweißriegeln und vorwiegend eiweißreicher Kost. Wird dem Körper keine Energie über die Nahrung zugeführt, dann muss er seine eigenen Reserven angreifen, was nicht nur zu Muskelschwund führt, sondern auch zu zahlreichen körperlichen Beschwerden. Allerdings kann es bei einigen schweren Lebererkrankungen auch der Fall sein, dass der Arzt erst einmal eine eiweißarme Kost vorschreibt. Bei der hepatischen Enzephalopathie ist das übrigens der Fall, damit sich die für diese Krankheit typischen Beschwerden erst einmal zurückbilden. Danach wird aber der Eiweißgehalt in der Ernährung wieder langsam gesteigert.

Eiweiß ist natürlich kein magisches Wundermittel, aber es trägt deutlich zu einem besseren Gesundheitszustand bei, wenn man dabei einige wichtige Faktoren beachtet. In der Regel ernähren wir uns durchaus eiweißhaltig, so dass wir nicht unbedingt auf zusätzliche Nahrungsergänzungsmittel angewiesen sind. Diese Präparate sollten nur auf ärztliche Verantwortung eingenommen werden, da sie normalerweise wirklich nicht nötig sind. Ausnahmen davon sind natürlich spezielle Diäten oder auch das Leberfasten für Anfänger, bei denen man allerdings auf andere Mahlzeiten verzichtet. In diesen Fällen braucht man sich dann keine Sorgen machen, dass der Körper zu viel Eiweiß oder Proteine erhält. Dies ist ansonsten nur dann notwendig, wenn man sehr viele oder anstrengende körperliche Tätigkeiten hat. Es liegt auf der Hand, dass Sportler oder Schwerarbeiter einen ganz anderen Nährstoffbedarf haben, als beispielsweise Menschen, die vorwiegend sitzenden Tätigkeiten nachgehen und auch überhaupt keinen Sport treiben. Ansonsten enthalten sehr viele angeblich hochwertige Eiweiß-shakes leider auch zahlreiche chemische Substanzen wie künstliche Aromen und Geschmacksverstärker, Farbstoffe und Konservierungsmittel. In diesem Fall braucht man kein Ernährungsexperte sein, um festzustellen, dass es sich bei chemischen Produkten sicherlich nicht gerade um leberfreundliche Produkte handelt. Im Zweifelsfall sollten die Inhaltsstoffe also unbedingt erfragt werden. Eiweißshakes kann man selbstverständlich auch ohne großen Aufwand selber zubereiten, hierzu ist auch nicht unbedingt ein Eiweißpulver notwendig.

Ein leberfreundliches Eiweißshake lässt sich beispielsweise aus Quark und Hüttenkäse mit Beeren, Äpfel oder Birnen zubereiten. Die Konsistenz wird dann je nach Geschmacksrichtung entweder mit Milch oder Wasser verändert. Zu den wichtigsten Eiweißlieferanten zählen Eier, Fisch, Fleisch, Milchprodukte, Hülsenfrüchte und auch Nüsse. Obwohl ein Eiweißmangel eigentlich in Industrieländern sehr selten ist, kann er zu Wachstumsstörungen führen, zu Muskelschwäche und Haarausfall, sowie unter anderen auch zu einer Fettleber. Funktioniert die Leber nur noch in begrenzter Form, dann kommt es auch zu einem Mangel an Vitaminen und den wichtigen Mikronährstoffen. Die Folge davon sind außer den oben schon genannten Faktoren, auch noch eine erhöhte Infektionsanfälligkeit, Blutarmut und eine schlechte Wundheilung.

Bei einer gesunden Ernährung ist es übrigens sehr empfehlenswert, sich nicht nur auf tierisches Eiweiß zu verlassen, sondern auch pflanzliche Proteine zu verzehren. Pflanzliches Eiweiß findet man beispielsweise in Soja, Raps, in Lupinen und auch in Erbsen. Es muss sich bei einer eiweißreichen Ernährung also nicht immer um Fleisch oder um Fisch handeln, was bei Veganern sowieso nicht der Fall ist. Leberfasten für Anfänger ist also nicht das Einzige, auf was man achten sollte, denn auch die Nachbehandlung spielt eine wichtige Rolle, inwiefern wir wieder rückfällig werden oder nicht. Wer auf seine Gesundheit Wert legt, muss sich also unbedingt um eine Ernährungsumstellung kümmern oder zumindest einmal in der Woche einen Tag mit Leberfasten einlegen. Je weniger wir bewusst unsere Leber vergiften, desto besser für die Gesundheit. Es gibt wirklich sehr viele Möglichkeiten, wie wir uns auch ohne eine strikte Diät leberfreundlich ernähren können, wenn wir auf schädliche Lebensmittel verzichten und uns auch an das Alkoholverbot halten.

Laut der Deutschen Gesellschaft für Ernährung, in der Kurzform nur DGE genannt, liegt die empfohlene Eiweißzufuhr bei 0,8 g je kg vom aktuellen Körpergewicht. Der eigentliche Bedarf kann sich aber auch nach den täglichen Aktivitäten richten, wie im Falle von Kraftsportlern oder auch nach dem Gesundheitszustand. Bei einigen Lebererkrankungen und auch bei Niereninsuffizienz sollte der tägliche Eiweißbedarf etwas niedriger sein. Nierenprobleme können die Folge von anderen Krankheiten sein, in vielen Fällen wird eine Niereninsuffizienz leider erst dann festgestellt, wenn ihre Funktionsfähigkeit bereits deutlich eingeschränkt ist. Es ist auf jeden Fall empfehlenswert, erst einmal den Arzt um Rat zu fragen, wenn man auf eine eiweißreiche Ernährung umstellen möchte, da diese in der Regel langfristig ist und nicht wie beim Leberfasten für Anfänger, nur zeitlich begrenzt ist.

Ein Zuviel an Eiweiß kann schädlich sein, da es sich bei den empfohlenen Eiweißquellen in der Regel um tierische Lieferanten handelt. Im Fleisch beispielsweise sind nicht alle enthaltenen Substanzen für den menschlichen Körper verwertbar, sondern nur rund die Hälfte. Auch ist in den tierischen Proteinen Purin und Cholesterin enthalten. Purine werden im Organismus zu Harnsäure gewandelt. Funktioniert der Abbau der Harnsäure nicht in korrekter Form, dann können schmerzhafte Gichtanfälle die Folgeerscheinung sein. Es ist deshalb vernünftig, auch auf pflanzliche Proteinquellen auszuweichen, nicht umsonst ist allgemein bekannt, dass Vegetarier viel gesünder leben. Gute pflanzliche Eiweißquellen sind übrigens Magerquark, Linsen, Erbsen, Nüsse,

Samen und Kerne. Auch Tofu und Quinoa sind bekannte und empfehlenswerte Eiweißlieferanten. Das Pseudogetreide Quinoa beispielsweise enthält viele wichtige Eiweiß-Bausteine und einen Fettgehalt von ca. 5 %, bei dem es sich allerdings vorwiegend um ungesättigte Fettsäuren handelt. Es gibt also auch für Vegetarier und Veganer jede Menge gute und gesunde Eiweißquellen.

Selbstverständlich wird nach dem Leberfasten für Anfänger auch nicht von Ihnen erwartet, dass Sie jetzt komplett auf tierische Produkte verzichten. Es geht bei diesen Aussagen vorwiegend darum, tierisches Eiweiß mit pflanzlichen Proteinquellen zu kombinieren, um die Leber dadurch noch viel besser zu entlasten. Es wird auch auf keinen Fall von Ihnen erwartet, dass Sie täglich viel Fleisch oder Fisch essen müssen, denn das Hauptaugenmerk bei einer beschädigten Leber liegt nach wie vor auf dem Gemüse, Obst, Vollkornprodukte und dem Eiweiß. Das Thema rund um eine gesunde Ernährung ist also wirklich sehr komplex, denn Sie haben bestimmt nicht erwartet, dass Leberfasten für Anfänger so interessant sein kann, oder etwa nicht? Auf jeden Fall lernt man sehr viel über die Nährstoffe der Nahrungsmittel und über die Notwendigkeit, seinem Organismus Gutes zu tun. Es ist kein Wunder, wenn wir bei einer unbedachten Ernährung auch ständig unter irgendwelchen absolut unnötigen Krankheiten leiden. Wer sich also für Leberfasten entscheidet, sollte unbedingt darauf achten, sich auch hinterher möglichst gesund zu ernähren und Kohlenhydrate in Form von Zucker, Weißmehl und Fertigprodukte so gut wie möglich für immer zu vermeiden.

9. Nützliche Ernährungstipps bei Leberschäden

Bei zu hohen Leberwerten oder auch bei einer bereits geschädigten Leber müssen Sie bei der Ernährung aufpassen. Die hohen Leberwerte können in der Regel durchaus durch Leberfasten gelöst werden, allerdings nicht auf Dauer, wenn Sie nicht weiterhin auf eine gesunde Ernährung achten. Lebererkrankungen sind relativ häufig, mit den Informationen die Sie bis jetzt erhalten haben, können Sie allerdings den meisten Problemen vorbeugen oder die Leber mit den geeigneten Nahrungsmitteln, zur Regeneration anregen.

Da viele Probleme wie beispielsweise die Fettleber nicht mit Medikamenten behandelt werden kann, ist unser Organismus also vorwiegend auf eine Leber-Diät angewiesen, wobei der Begriff Diät eher als Ernährungsform gemeint ist und nicht nur rein aus verbotenen Lebensmitteln besteht. Im Prinzip sind bei einer Leber-Diät nur fette Speisen wie Pommes, Pizzas, Mayonnaise und natürlich auch die Süßigkeiten verboten, aber auch für Pizzas findet man geeignete Low Carb Alternativen, die wirklich sehr gut schmecken. Es gibt eigentlich für fast alle Nahrungsmittel ausgezeichnete Varianten, so dass es eigentlich auch mit den Kohlenhydraten keine großen Probleme geben sollte. Wichtig ist, dass unserem Organismus große Mengen an Gemüse und Salaten zugeführt wird, sowie auch viel Flüssigkeit, damit die im Körper enthaltenen Giftstoffe besser ausgeschieden werden können.

Das Eiweiß ist in der Regel gesund bei Leberschäden, da es zum Aufbau der Zellen benötigt wird. Achten Sie also bitte auf hochwertige Eiweißquellen und nicht auf praktische Proteinshakes, die es mittlerweile überall zu kaufen gibt. In den meisten Fällen kann sich die Leber wieder erholen, so dass man nach dem Leberfasten und nach einer Leber-Diät wieder normal essen kann, wobei allerdings das Risiko von Rückfällen besteht. Bei chronischen Leberschäden sieht es allerdings anders aus, denn meistens verzichtet man sogar freiwillig auf nicht geeignete Lebensmittel, da diese wie der Alkoholkonsum auch, starke Schmerzen auslösen können.

<u>Die richtige Ernährung bei der nicht alkoholischen Fettleber</u>

Auf die Ernährungsweise bei einer Fettleber sind wir bis jetzt ziemlich genau eingegangen. Es ist von einer Fettleber die Rede, wenn dieses Organ bis zur Hälfte verfettet ist. Die nicht alkoholische Fettleber ist meistens das Resultat von einer Überernährung und Bewegungsmangel, weshalb es empfehlenswert ist, eine Gewichtsreduktion anzustreben. Mit sehr viel Gemüse täglich, magerem Fleisch und Fisch, Vollkornprodukte und zuckerarmen Früchten, wird die Leber ausgezeichnet entlastet und diese Ernährungsform trägt in der Regel auch hervorragend zum Abnehmen mit bei. Dies ist auch dann der Fall, wenn die Gewichtsreduktion nicht im Mittelpunkt steht, sondern die Leberreinigung. Patienten mit Fettleber, die auf eine Gewichtsabnahme angewiesen sind, sollen es damit allerdings auch nicht übertreiben wollen. Es ist ausreichend, wenn man pro Woche höchstens zwischen 0,5 bis 1 Kilogramm abnimmt, denn die Fettleber kann sich sogar noch verschlimmern, wenn eine zu schnelle Gewichtsabnahme erfolgt. Bei der Fettleber wird vorwiegend auf industriell verarbeitete Produkte, die Zucker und Weißmehl enthalten, verzichtet. Dazu zählen unter anderen die Süßwaren, Weißmehlprodukte, Fruchtjoghurts und auch die Limonaden. Auch bei einer nicht alkoholischen Fettleber gilt striktes Alkoholverbot, da sich dadurch die Leber schneller regenerieren kann. Ansonsten kann nach dem Leberfasten für Anfänger und nach der Regenerationsphase durchaus ein moderater Konsum berücksichtigt werden. Diabetiker müssen unbedingt auf normale Blutzuckerwerte achten, da ein erhöhter Blutzucker auch den Stoffwechsel verändert und freie Fettsäuren freigesetzt werden können. Die Fettsäuren im Blut unterstützen aber die Verfettung der Leber. In den meisten Fällen wird vom Arzt bei einer diagnostizierten Fettleber erst einmal

Leberfasten für Anfänger empfohlen, bevor es dann mit der Ernährungsumstellung weitergeht.

Die richtige Ernährung bei Hepatitis

Hepatitis ist eine Leberentzündung, sie ist auch unter dem Namen Gelbsucht bekannt. Die Ursachen für Hepatitis können auf eine Fettleber zurückzuführen sein, auf die Medikamenteneinnahme, Schadstoffe und Toxine, sowie auch auf Viren oder Bakterien. Übrigens können auch Prellungen oder Strahlungen zu einer Leberentzündung führen. Der Entzündungsprozess entsteht durch die Zerstörung der Leberzellen. Wird diese Leberkrankheit nicht behandelt, kann sie zu Leberzirrhose und auch zu Leberkrebs führen. Obwohl in Deutschland die Virushepatitis eher noch unterschätzt wird, leidet mittlerweile jeder 12. Mensch weltweit an einer chronischen Leberentzündung. Bis jetzt sind übrigens 5 verschiedene Hepatitis-Viren bekannt, Hepatitis A, B, C, D und Hepatitis E. Die verbreitetsten akuten Leberentzündungen sind Hepatitis A, Hepatitis B und Hepatitis C, die auch sexuell übertragbar sind und nicht nur über das Blut. Mögliche Symptome sind Übelkeit und Erbrechen, Bauchschmerzen, Gliederschmerzen, Fieber und Gelbsucht. Allerdings kann Hepatitis am Anfang auch ohne Symptome auftreten oder ähnliche Symptome wie Grippe manifestieren.

Die Ernährung bei Hepatitis ist etwas komplizierter, da der Patient meistens unter Schmerzen leidet und der Appetit deutlich vermindert ist. Es ist deshalb notwendig, die Speisen dekorativ und appetitlich anzurichten, damit der Appetit besser angeregt werden kann. Es wird empfohlen, auf milde Gewürze auszuweichen und die Unverträglichkeit gegen bestimmte Lebensmittel im Auge zu behalten. Da jeder Organismus unterschiedlich reagiert, sind auch die Lebensmittelunverträglichkeiten nicht generell, sondern individuell. Sie müssen auf jeden Fall berücksichtigt werden. Gegebenenfalls, je nach Krankheitsbild, kann es notwendig sein, die eiweißreiche Ernährung in den ersten zwei Wochen einzuschränken, damit die Leber durch die Stoffwechseltätigkeit nicht noch mehr beansprucht wird. Die Leber braucht in einem akuten Zustand unbedingt Schonung und wird normalerweise in diesem Fall von Kohlenhydraten nicht zu sehr belastet. Schreibt der Arzt eine kohlenhydratreiche Kost bei Hepatitis vor, dann zählen Haferflocken, Müsli, Naturreis und Vollkornprodukte zu den Favoriten. Auch stärkehaltige Produkte dürfen in diesem Fall verzehrt werden, idealerweise in gekochter Form in fettlosen Gemüsebrühen oder auch in Wasser. Frische Kost in Form von rohen Gemüse- oder Obstsäften sind ebenfalls ratsam, da sie die Leber bei ihrem Stoffwechselprozess unterstützen können.

Auf Salz wird bei einer entzündeten Leber verzichtet. Zum Trinken eignen sich außer Wasser die meisten Teesorten, darunter auch der schwarze Tee. Kaffee ist bei Hepatitis nicht ratsam, da er eine reizende Wirkung auf den Magen- und Darmtrakt hat. Wichtig ist, dass bei dieser Leberkrankheit auch nur eine begrenzte Flüssigkeitsmenge von ca. 1 Liter empfehlenswert ist, einschließlich der Suppen oder flüssigen Ernährung, zumindest in der akuten Periode.

Frühstück bei Hepatitis:

Toastbrot, Knäckebrot oder Zwieback mit Gelee oder etwas Marmelade. Den Tee kann man mit Traubenzucker süßen. Als Alternative geht natürlich auch ein Müsli mit frisch gepressten Fruchtsaft.

Mittagessen bei Hepatitis:

Fettarme Gemüsebrühe mit Naturreis, Haferflockensuppe oder Grießbrei mit Kompott. Zum Nachtisch eignen sich beispielsweise ein geriebener Apfel mit Müsli.

Abendessen bei Hepatitits:

Zum Abendessen kann man Gerstenschleim zubereiten oder auch einen Weizenvollkornbrei.

Es wird hier also deutlich ersichtlich, dass es eine komplett andere Ernährung ist, wie bei der Fettleber. Diese Rezeptbeispiele sind allerdings nur für die **akute Hepatitis**, da später durchaus wieder langsam auf eine eiweißreiche Ernährung umgestellt wird, da die Leberzellen auf eine bestimmte Menge von Eiweiß angewiesen sind. In der Regel wird den Gelbsuchtkranken dann etwa 1,5 Gramm Eiweiß pro Kilogramm Körpergewicht erlaubt. Die genaue Menge und der Zeitpunkt sind selbstverständlich vom behandelndem Arzt abhängig. Anfangs wird meistens das Wasser durch Buttermilch, Joghurt oder Quark bei der Speisezubereitung ersetzt. Leberfasten für Anfänger ist übrigens bei Hepatitis nicht ratsam, da diese Kur vorwiegend für die Fettleber vorgesehen ist und nicht für Patienten mit Gelbsucht.

Die richtige Ernährung bei Leberzirrhose

Bei einer Leberzirrhose sind die Funktionen und auch die Leberzellen in der Regel schon nachhaltig gestört. Die häufigste Ursache für eine Leberzirrhose sind zumindest in Europa die chronische Virushepatitis, sowie auch der Missbrauch von Alkohol. Für Frauen besteht übrigens eine größere Gefahr an Alkoholschädigung zu leiden, als bei Männern. Eine langjährige Aufnahme von nur 20 bis 40 g täglichen Alkohols kann bereits die Leber schädigen, bei Männern liegt der Anhaltspunkt bei 60 Gramm, was in etwa 1,5 Liter Bier pro Tag entspricht. Alkohol liefert übrigens 7 Kalorien pro Gramm.

Typisch für diese Leberkrankheit sind die knotenartigen Veränderungen und überflüssiges Bindegewebe. Aufgrund des narbigen Gewebes kommt es zu Durchblutungsstörungen. Die Diagnose findet durch die Leberbiopsie statt. Bei der dekompensierenden Leberzirrhose sind die Leberfunktionen also bereits stark eingeschränkt, was zu Ödemen, Blutungen, häufigen Infektionen und auch zu einer Mangelernährung führen kann. Es ist selbstverständlich, dass man bei dieser schweren Leberkrankheit auf striktes Alkoholverbot achten muss, der gegebenenfalls auch in Süßigkeiten wie Pralinen enthalten sein kann. In den meisten Fällen liegt im Bauchraum eine deutlich sichtbare Ansammlung von Wasser an. Der Salzkonsum muss deshalb unbedingt einge-schränkt werden. Es ist deshalb auch ratsam, auf Fertiggerichte wie Suppen, Soßen oder auch auf Gemüsekonserven zu verzichten.

Die Eiweißversorgung ist bei der Leberzirrhose sehr wichtig. Selbst-verständlich sollte es sich in diesem Fall ebenfalls um hochwertige Proteinquellen handeln, die sich aus tierischen und auch aus pflanz-lichen Quellen zusammensetzen. Ratsam sind 1,2 bis 1,5 Gramm Ei-weiß pro Kilogramm Körpergewicht. Bei den erlaubten Kalorien geht es vorwiegend darum, einen Gewichtsverlust zu vermeiden. Gegebe-nenfalls kann die Nahrung auch in flüssiger Form verabreicht werden, damit der Organismus mit ausreichenden Nährstoffen versorgt wird. Ansonsten sind bis zu sechs Mahlzeiten empfehlenswert, wobei das Hauptaugenmerk auf dem Frühstück liegen sollte. Die Speisen dürfen mit 2 oder 3 Esslöffeln mit gesunden Ölen, wie beispielsweise Rap-söl, Leinsamen- oder Olivenöl, zubereitet werden. Auch ist es ratsam, die Gerichte noch zusätzlich mit Creme fraiche, Sahne oder Butter zu verfeinern, fettreiche Milch- und Milchprodukte sind also bei ei-ner Leberzirrhose durchaus erlaubt und meistens sogar notwendig. Hochkalorische Eiweißdrinks können in diesem Fall ebenfalls sogar empfehlenswert sein, allerdings ist hierzu unbedingt Rücksprache mit dem Arzt zu halten. Werden spezielle Nahrungsergänzungsmittel ver-ordnet, dann lohnt es sich auch, einen Blick auf die Inhaltsstoffe zu werfen, um chemische Zusätze wie Geschmacksverstärker oder Far-bzusätze zu vermeiden. Gegebenenfalls kann der zuständige Ernäh-rungsexperte auch gute Tipps geben, wie man solche Kaloriendrinks selber frisch zubereiten kann, um die Qualität zu gewährleisten. Die meisten Patienten mit Leberzirrhose leiden unter einem Vitamin A Mangel, sowie auch an einem Mangel an Zink und Magnesium. Diese Nährwerte werden normalerweise nicht ausreichend durch die Nah-rung aufgenommen, weshalb Vitamine und Spurenelemente in Form von entsprechenden Medikamenten notwendig sein können.

Empfohlene Lebensmittel bei Leberzirrhose sind frisches Gemüse, Salate, frisch zubereitete Frucht- oder Gemüsesäfte, Samen, Nüsse,

Milchprodukte und auch Kefir. Verboten sind vorwiegend Zucker und Kaffee, frittiertes Essen, Konserven, Ketchup, Fast Food, Schinken und Wurst, Brühwürfel, Käse, geräuchertes und gepökeltes Fleisch, raffinierte Mehle, sowie auch scharfe Gewürze und salzreiches Mineralwasser. Ein besonders wohltuender Saft lässt sich übrigens aus Möhren mit Papaya herstellen, wobei der Papayasamen angeblich ein gutes Tonikum für die Leber sein soll. Auf jeden Fall ist bei einer Leberzirrhose auf eine ausgeglichene Ernährung zu achten mit ausreichenden Kalorien, die durchaus über 2.000 Kalorien und mehr betragen kann. Wie viel Flüssigkeit der Patient zu sich nehmen darf, kann nur der Arzt bestimmen, wegen der angesammelten Flüssigkeit im Bauchbereich. Einzuschränken ist die Flüssigkeitszufuhr in der Regel nur dann, wenn die Restriktion vom Salz alleine nicht ausreichend ist und wenn im Blut eine zu niedrige Konzentration von Natrium der Fall ist. Die im Blut vorhandenen Salzkonzentrationen müssen regelmäßig kontrolliert werden. Ist Bauchwasser oder Aszites vorhanden, dann wird in der Regel ein Liter Flüssigkeit empfohlen, die auch flüssige Nahrung beinhaltet.

Was die genaue Eiweißzufuhr bei Leberzirrhose angeht, so gibt es hier auch bei den Ärzten zahlreiche Widersprüche, da ca. die Hälfte eine besonders eiweißhaltige Ernährung empfiehlt und die andere Hälfte dagegen ist. Sicherlich sind diese Aussagen allerdings auch auf die unterschiedlichen Stadien zurückzuführen, die auch als Stadien Child B und Stadien Child C bekannt sind. Bei einigen Leberkrankheiten wie bei der Hepatitis beispielsweise, kann ebenfalls eine kurzzeitige eiweißarme Ernährung ratsam sein, damit sich die Leber erst einmal besser erholen kann bevor es an die eigentliche Regenerierung geht. Liegt allerdings bereits eine hepatische Enzephalopathie vor, also eine gestörte Hirnfunktion als typische Vergiftungserscheinung, dann kann oder muss kurzfristig die Eiweißzufuhr reduziert werden.

Nachstehend zeigen wir Ihnen einige Rezeptideen, die besonders leberfreundlich und in der Regel auch für Patienten mit Leberzirrhose geeignet sind.

3 gute Rezeptvorschläge für Patienten mit Leberzirrhose

Penne mit Hähnchen und Rucola

Zutaten für 2 Personen: 250 g Penne, 50 g Rucola, 400 g Hähnchen, 4 getrocknete Tomaten, 40 g Pinienkerne, 2 EL Parmesan (gerieben), 4 EL Olivenöl.

Zubereitung: Während die Penne kochen, bis sie al dente sind, die Pinienkerne ohne Öl in einer beschichteten Pfanne kurz rösten. Das geschnittene Hähnchenfleisch mit dem Olivenöl anbraten und anschließend die Tomaten hinzufügen. Dann auf kleiner Flamme weiter braten lassen, der Rucola wird erst am Schluss hinzugegeben. Zusammen mit den Penne anrichten und mit Parmesan überstreuen.

Couscous Salat

Zutaten für 2 Personen: 250 g Couscous, 5 Tomaten, ½ Bund Lauchzwiebeln, 250 ml Wasser, 1 EL Zitronensaft, 2 EL Olivenöl, Kräuter nach Wahl.

Zubereitung: Der Couscous wird zum quellen in kochendes Wasser gegeben, wobei der Topf allerdings vom Herd genommen wird. In der Zwischenzeit das Gemüse klein schneiden, würzen und dann alles zusammen mit dem fertigen Couscous verrühren.

Gefüllte Artischocken

Zutaten für 2 Personen: 4 Artischocken, 1 Avocado, 1 Knoblauchzehe, 50 g Frischkäse, 1 kleine Zwiebel, 2 Zitronen, ½ Bund Schnittlauch, 1 TL Kapern.

Zubereitung: Die gewaschenen Artischocken putzen und die Stiele und Blätter entfernen. In kochendem Wasser ca. 30 Minuten lang mit dem Saft von einer Zitrone garen lassen und dann kalt stellen. Das Fruchtfleisch wird mit einer Gabel schön klein zerdrückt. Danach den Frischkäse mit den restlichen Zutaten vermischen und in die Artischocken füllen.

Die meisten Patienten mit fortgeschrittener Leberzirrhose haben allerdings Probleme beim Essen, da sie häufig unter Unverträglichkeiten leiden. Es ist sehr wichtig, diese festzustellen und natürlich auch solche Lebensmittel auf jeden Fall zu vermeiden. Bereits bei den ersten Anzeichen an Leberbeschwerden sollte man unbedingt alle alkoholhaltigen Getränke vermeiden. Übrigens können auch in Medikamenten Alkohol vorhanden sein. Patienten mit Leberzirrhose müssen den Arzt oder Apotheker darauf hinweisen. Auch ist die sogenannte Selbstmedikation bei dieser schweren Krankheit zu vermeiden!

Fest steht auf jeden Fall, dass es sich bei der Leberzirrhose um eine sehr ernste Krankheit handelt, die mit einer erhöhten Morbidität und auch mit der Mortalität assoziiert ist. Die letzte Rettung ist eigentlich nur noch die Lebertransplantation. Es ist deshalb sehr wichtig, dass man sich rechtzeitig bei Leberbeschwerden an den Arzt wendet und auf die typischen Symptome achtet.

10 Schlusswort

Leberfasten für Anfänger ist ideal, um dieses wichtige Organ erst einmal so richtig schön zu entgiften und um schwere Leberkrankheiten, wie beispielsweise die gefürchtete Leberzirrhose, schon von Anfang an zu vermeiden. Obwohl es selbstverständlich nicht gerade sehr einfach ist sich zum Leberfasten aufzuraffen, sollten Sie sich über die möglichen Folgeerscheinungen unbedingt bewusst sein, auf die wir hier deshalb extra etwas genauer eingegangen sind. Es ist also auf jeden Fall viel leichter, diese 2 wöchige Fastenkur auszuhalten, als sich dann hinterher kontinuierlich absolut Leberbewusst zu ernähren. Das Positive an der Leber ist, dass sie sich wieder regenerieren lässt, wenn sie noch nicht bis zur Hälfte zerstört ist. Leberfasten für Anfänger müssen Sie auch nicht unbedingt zwei Wochen lang speziell nach dem Konzept von Dr. Worm ausführen. Auch wenn Sie nur einen Tag in der Woche oder im Monat Ihre Leber entlasten, haben Sie schon zu einer Verbesserung und einer Entlastung beigetragen. Allerdings ist es gerade für Diabetiker sehr wichtig, die Insulinresistenz zu durchbrechen, damit das Insulin wieder besser wirken kann. Es spielt dabei keine Rolle, ob es sich dabei um das körpereigene Insulin handelt oder um zugeführtes Insulin. Die speziellen Hafertage bei der Fastenkur von Dr. Worm haben eine spezielle, insulinsinkende Wirkung, ansonsten tragen natürlich auch die leberfreundlichen Lebensmittel zu einer besseren Gesundheit bei, vor allem dann, wenn auf schnell wirkende Kohlenhydrate im Essen verzichtet wird.

Mit Leberfasten lässt sich nicht nur in der Leber Fett abbauen, sondern auch in den anderen Organen. Häufige Entzündungsprozesse werden durch die schonende Ernährung gebremst und es stellt sich schon nach kurzer Zeit wieder ein komplettes neues Wohlgefühl ein, was mit einer besseren Gesundheit in Zusammenhang steht. Ein weiterer Vorteil vom Leberfasten ist natürlich auch der Gewichtsverlust, da man damit sehr gut abnehmen kann. Aber auch schlanke Menschen können durchaus Leberprobleme haben oder unter einer Fettleber leiden, da sie innerlich verfettet sein können und nicht äußerlich, wie das der Fall bei Übergewichtigen ist. Eine überbelastete Leber kann mit einem unangenehmen Völligkeitsgefühl in Verbindung stehen, mit häufiger Müdigkeit, hohen Cholesterinspiegel, Rückenschmerzen und auch mit einer juckenden Haut, besonders nach fettreichen Speisen.

Unsere Leber arbeitet ununterbrochen, also rund um die Uhr wie ein Motor. Es ist deshalb auch einleuchtend, dass irgendwann dieses multifunktionelle Organ unter Abnützungserscheinungen leidet, wenn es so gut wie nie gepflegt wird. Es ist deshalb sehr wichtig, dass man sich nicht nur zum Leberfasten für Anfänger entscheidet, sondern sich dann auch noch hinterher um eine regelmäßige Schonung der Leber kümmert. Wer das Leberfasten schon einmal ausprobiert hat, wird davon begeistert sein. Ausreichend glaubhafte Erfahrungsberichte findet man diesbezüglich auch im Internet, man muss also auch nicht unbedingt ein fanatischer Fan von Dr. Worm oder anderen Ernährungsspezialisten sein.

Das Leberfasten für Anfänger von Dr. Worm hat den Vorteil, dass man von richtigen Experten in diesem Thema betreut wird, da auch die Hepafast-Shakes nicht überall erhältlich sind. Aufgrund der kompetenten Betreuung hat man dann natürlich auch die Möglichkeit auf individuelle Ratschläge, die bei den kostenlosen Optionen nicht der Fall sind. Ansonsten gibt es selbstverständlich auch andere Methoden zum Leberfasten, wie beispielsweise spezielle Leberkräutermischungen oder auch die Leber-Detox-Kapseln. Die Mariendistel ist übrigens als Heilpflanze für die Leber bekannt und wirkt nicht nur entgiftend, sondern auch anregend auf die Zirkulation vom Gallenfluss. Sie soll unter anderen auch Lungen- oder Darmkrebs vorbeugen. In der Homöopathie findet diese Pflanze schon lange Anwendung, da sie Silymarin enthält, womit unter anderen auch Hirnödeme behandelt werden. Ein weiteres bekanntes natürliches Heilmittel ist der Artischockenextrakt, weshalb viele leberschonende Rezepte mit diesem Gemüse zubereitet werden.

Der Extrakt hat eine antioxidative und entgiftende Wirkung und sorgt für eine gute Regeneration der Leberzellen. Er kommt häufig bei Entsäuerungskuren und auch bei der Entschlackung zum Einsatz.

Leberfasten für Anfänger sollten Sie also auf keinen Fall lange aufschieben, vor allem dann nicht, wenn bei Ihnen bereits Symptome vorhanden sind oder wenn Sie Übergewicht haben. Es gibt wirklich mehrere Alternativen, wie Sie Ihre Leber entgiften können. Wichtig ist, dass Sie aus Ihrer bequemen Komfortzone heraustreten und sich um eine gesündere Ernährung kümmern. Denken Sie bitte auch daran, dass zur Leberentgiftung auch unbedingt mehr Bewegung notwendig ist. Sie brauchen sich dafür auch nicht gleich in einem teuren Fitnessstudio anmelden, es ist bereits ausreichend, wenn Sie öfters auf den Lift verzichten und Treppen steigen und zum Einkaufen lieber zu Fuß gehen. Auch ist gegen regelmäßige Spaziergänge zur Verdauung bestimmt auch nichts einzuwenden, oder? Je mehr Sie auf Ihre eigene Gesundheit achten, desto glücklicher und gesünder werden Sie leben.